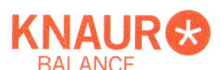

Anna Kraft

Fit durch die Schwangerschaft

Workouts für jedes Trimester
und die Rückbildung

Mit Fotos von
Dirk Spath Photography

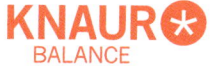

Besuchen Sie uns im Internet:
www.knaur-balance.de

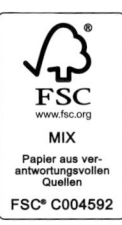

© 2019 Knaur Verlag
Ein Imprint der Verlagsgruppe Droemer Knaur GmbH & Co. KG, München
Alle Rechte vorbehalten. Das Werk darf – auch teilweise – nur mit Genehmigung des Verlags wiedergegeben werden.
Co-Autor: Dr. med. Nina Sander
Redaktion: Anke Schenker
Covergestaltung: Isabella Materne
Coverabbildung: Dirk Spath Photography

Bildnachweis
Dirk Spath Photography: Übungsfotos und S. 12, 58, 128
Privat: S. 90, 131
Shutterstock.com: S. 55, 94, 117 sowie Hintergründe und illustrative Elemente
Foto von Frau Dr. med. Nina Sander mit Genehmigung der Novogyn Praxis

Layout und Satz: Nadine Clemens, München
Druck und Bindung: Firmengruppe APPL, aprinta druck, Wemding
ISBN 978-3-426-67574-8

2   4   5   3   1

Für
Emmi

Inhalt

Prolog

Da bin ich also schwanger. Memo an mich selbst: Lebenstraum erfüllt. Einer von so vielen. Nein, der wichtigste. Sportmoderatorin wollte ich auch mal werden. Hat auch geklappt. Eigentlich wollte ich auch mal an Olympischen Spielen teilnehmen. Aber da hatten zwei resolute Knieverletzungen etwas dagegen, und am Ende waren dann doch noch ein paar Mädels viel schneller als ich. Erneuter Vermerk: Curling bei Olympischen Winterspielen scheint mir alterslos. Mal schauen, was sich noch ergibt. Also auf jeden Fall noch möglich. Mein Leben ist Sport, vor und hinter der Kamera, und das wird sich wohl nie ändern. Kurz nachdem ich das Licht der Welt erblickte, saß ich mit meinen Förmchen auf einem Fußballplatz hinter dem Tor, in der Sandgrube der Weitspringer, während mein Vater als Trainer an der Seitenlinie stand.

Ich habe mein Leben lang Sport gemacht. Und jetzt? Jetzt bin ich schwanger. Ich bin voller Vorfreude auf das, was kommt, aber auch in vollem Bewusstsein, dass sich was verändern wird. Aber wie wird sich was und vor allem wann verändern? Zumindest kann ich nicht behaupten, dass mit meiner Schwangerschaft meine Fitnessbegeisterung abgenommen hätte. Aber schwanger und fit, geht das überhaupt? Es klingt zugegeben nach einem griffigen Werbetext, aber wie viel Wahrheit steckt dahinter?

Die Suche nach entsprechender Literatur abseits reiner Schwangerschaftsgymnastik, Yoga oder Pilates für Schwangere lief weitestgehend ins Leere. Oberflächliche Gespräche mit Ärzten hatten alle den Tenor: *Ihr Körper wird Ihnen zeigen, was und wie viel Sie machen können.* Hm?! Was heißt das konkret? Melde ich mich ab dem zweiten Monat fürs Seniorenturnen an? Oder kann man als schwangere Frau auch als Solokünstlerin am Babyschwimmen teilnehmen? Kann man den Bereich zwischen Extrem-Couching und Spazierengehen mit irgendetwas füllen, was entfernt an Sport erinnert?

Als Unschwangere habe ich versucht, drei- bis viermal pro Woche ins Fitnessstudio zu gehen. Auf Reisen habe ich mir fürs Hotelzimmer ein kleines Programm zusammengestellt. Wenn es die Zeit erlaubt, gönne ich mir eine kleine Runde im Park. Ich brauche das, als Ausgleich. Mir geht es nicht um militärische Disziplin, sondern um Bewegung als Teil meines Wohlbefindens.

Jetzt bin ich also schwanger. Was kann ich mir selbst erlauben, was kann ich dem Kind zumuten? Ist Sport generell gut? Für mich, für das Baby? Wird mein Baby möglicherweise dadurch auch zur Sportskanone? Ich bin mir sicher, dass das Ungeborene nicht mit jedem Liegestütz an Bizeps gewinnt. Aber wenn die Mutter durch Sport an Lebensqualität gewinnt, überträgt sich das dann auch auf das Kind? Und darum geht es doch letztlich. Oder bin ich mit meinen Fragen zu naiv? Mir ist durchaus bewusst, dass man seine Figur während der Schwangerschaft nur bedingt beeinflussen kann, aber will man das überhaupt?!

Witzigerweise war meine Figur vor der Schwangerschaft eher ein Randaspekt. Ich habe gerne Sport gemacht und mich, so weit es ging, bewusst ernährt. Meine Figur war gewissermaßen die Folge davon. Schokolade gehört zu meinem Leben, seit ich denken kann, bei Drei-Gänge-Menüs verzichte ich eher auf die Vorspeise als auf das Dessert, am liebsten aber gar nicht. Auch Essen ist für mich Lebensqualität.

Isst man während der Schwangerschaft eigentlich automatisch mehr? Wie viel nimmt man während einer Schwangerschaft – in der Regel – überhaupt zu? Kann man die Elastizität der Haut beeinflussen? Denn es gibt ja auch ein Leben nach der Schwangerschaft, das bitte gerne ohne Zwischenstopp in einer Mechanikerwerkstatt meiner Wahl fortgesetzt werden soll. Wie genau schafft man gute Voraussetzungen für die Zeit der Rückbildung?

Ich bin mit einem ganzen Füllhorn an Fragen an diese Thematik herangetreten. Zum Wohl des Kindes und zum Wohl der Mutter. In dieser Reihen-

Ist Sport generell gut? Für mich, für das Baby?

folge. Medizinischen Rat habe ich mir bei Frau Dr. Nina Sander geholt. Sie ist selbst mehrfache Mutter und gehört zu den renommiertesten Frauenärztinnen dieses Landes. In der Folge ist dieses Buch entstanden – mit Tipps und Übungen und Erfahrungen. Denn ich möchte dir zeigen, dass Fitness in deiner Schwangerschaft nicht nur möglich ist, sondern auch guttut.

Im Folgenden erkläre ich dir kurz deinen/unseren Trainingsfahrplan. Wichtig ist, dass du auf die Signale deines Körpers hörst, denn da dein Körper nun zunehmend weniger leistungsfähig ist, fordert er immer häufiger Pausen!

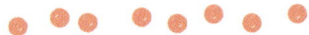

Alle Workouts sind zugeschnitten auf die jeweiligen Trimester und sollen dich nicht auspowern, sondern vitalisierend wirken. Schwanger, fit und glücklich sind drei Parameter, die sich eben nicht nur nicht ausschließen, sondern durchaus zusammenhängen.

Viel Spaß mit diesem Buch, deiner Schwangerschaft, deinem Körper und deiner Fitness.

Im ersten Trimester erwarten dich Übungen für ein Ganzkörperwork-
out, die du als werdende Mama ohne Bedenken und Probleme absol-
vieren kannst. Wenn ich nicht gerade mit Übelkeit zu kämpfen hatte,
sah mein Bewegungsprogramm nahezu so aus wie vor der freudigen
Botschaft, Mami zu werden. Mit Sport und Bewegung kannst du der
ständigen Müdigkeit entgegenwirken und dein Körpergefühl verbessern, um den Alltag mit wachsendem Bauch einfacher zu meistern.

Trimester zwei enthält Übungen, die auf die Mobilisierung und Kräftigung deines Rückens, Rumpfes und deiner Beine ausgelegt sind.
Stärke die Beine für die anstehende Geburt und kräftige deinen Rücken, um Zwicken und Ziehen während des Schwangerschaftsverlaufs
zu vertreiben, denn damit hatte ich ab der 16. Woche zunehmend zu
kämpfen.

Das abschließende dritte Trimester visiert mit verschiedenen Übungen den »versteckten« Beckenboden an. Ich erkläre dir, wo dieser Beckenboden eigentlich genau liegt und wie du ihn am besten ansteuerst. So weißt du auch für die anschließende Rückbildung schon mal,
wo es langgeht.

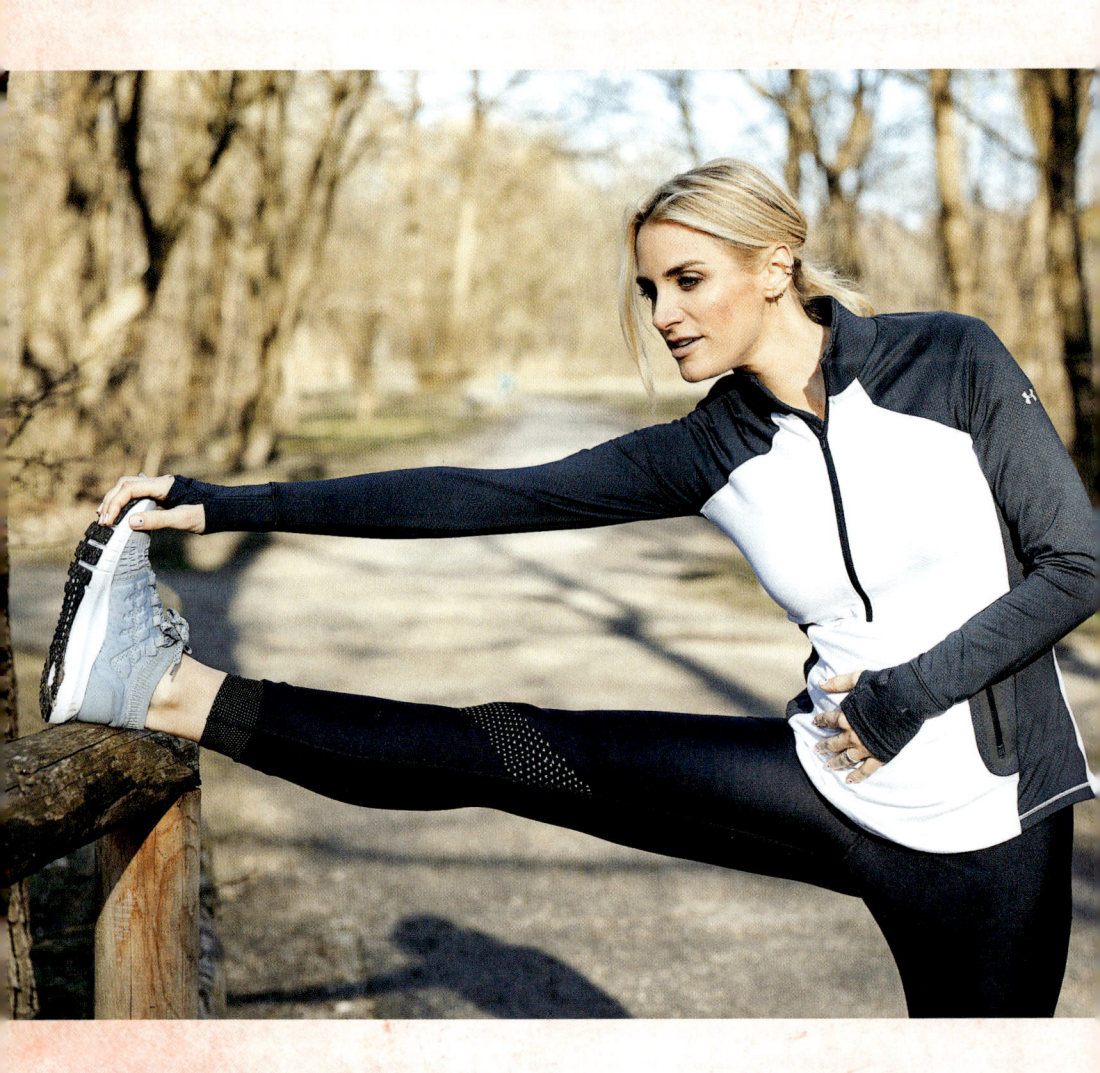

Erstes Trimester

Woche 1 bis Woche 13

Juhuuu, schwanger!

Rückblickend kann ich sagen, dass ich erst begonnen habe, mir Gedanken zu machen, als das Teströhrchen zwei Streifen anzeigte. Durchgängig farblich einheitlich, unmissverständlich. Yes, es ist so weit, eine kleine Family wartet!

Den herzlichsten Glückwunsch an dieser Stelle an DICH! Neun Monate unbändige Vorfreude warten auf dich! Da wächst nun ein kleines Menschlein in unserem – deinem – Bauch heran! Verrückte Vorstellung! Ab sofort sind wir beide – seid ihr beide – also immer zu zweit, auch wenn sich unser Untermieter oder die Untermieterin erst in Monaten blicken lassen wird. Noch kannst du dir – wahrscheinlich genauso wenig wie ich – gar nicht vorstellen, dass Treppensteigen, Schnürsenkelbinden und sogar Schlafen mal zum Kraftakt werden können. ☺ Doch ich hörte davon.

Gemeinsam bestreiten wir nun hoffentlich die nächsten Monate vielleicht mal mehr, mal weniger sportlich, all das müssen wir auf uns zukommen lassen.

So war es bei mir

Ich kann dir sagen, mit dieser Schwangerschaft ging bei mir endlich ein großer Traum in Erfüllung. Geplant, länger probiert, geklappt, Treffer. Größtes Glück, größte Emotion. Der Arzt brachte schließlich letzte Gewissheit. Schwanger! Wahnsinn! Vieles relativiert sich ja im Angesicht einer nahenden Geburt. Deine Probleme des Alltags verflüchtigen sich. Hormone auf Höhenflug. Mein Leben entwickelte quasi auf Knopfdruck eine nie da gewesene Leichtigkeit. In Erwartung einer körperlichen Schwere war das für mich ein gänzlich unbekanntes Phänomen. Der Kopf wurde frei. Und zwar so, wie es nicht mal ein einstündiges Workout zu leisten imstande ist.

Es soll ja Frauen geben, die wissen sofort, dass sie schwanger sind. Hast du es sofort gewusst? Ich nicht. Einige Wochen hatte ich mein Fitnessprogramm, ohne auch nur die Andeutung einer Schwangerschaft zu haben, weiter durchgezogen. Ein gewisses Unwohlsein hatte mich schließlich zum Test genötigt. Und dann der plötzliche Höhenflug, der immer noch anhält, obwohl nach ein paar Stunden, vielleicht Tagen der erste Hammer kam. Heute kann ich sagen: Das Grundgefühl war immer da. Es trägt einen durch die Tücken und Untiefen – und Hämmer – der Trimester.

Mein erster Hammer war die Sensibilität meiner Nase: Zigarettenrauch, Aftershave, Schweiß, Kaugummi, Duschgel und sogar Zahnpasta. Sobald meine Nase einen speziellen Duft identifiziert hatte, ging ein sofortiger Impuls an den Magen: Jetzt bitte hemmungslos übergeben. Weder wusste ich im Vorhinein, welcher Geruch diesen Reiz auslösen würde, noch konnte ich es im Nachhinein rekonstruieren. Auch die Tageszeit spielte keine Rolle. Das Einzige, was ich zielsicher abschätzen konnte, war, dass zwischen Geruchswahrnehmung und apokalyptischer Umsetzung zwischen ein und drei Sekunden vergingen. Es gab auch keinerlei Verlässlichkeit bezüglich der einzelnen Gerüche, sodass man sich darauf hätte einstellen können.

Meine Nase be- und verarbeitete die Gerüche beängstigend wahllos. Ich versuchte demzufolge, ein geruchsneutrales Leben zu führen. Ich lernte Einwegtüten zu schätzen, sie wurden ein ständiger Begleiter. Ich mied Menschenansammlungen, besuchte Fitnessstudios nur außerhalb von Stoßzeiten und versuchte, mich dort in der Nähe eines geöffneten Fensters aufzuhalten. Überhaupt: frische Luft, ein leichter Wind im Wald und im Park – eine Wohltat, fernab der Abluftventilatoren der Restaurants. Schlafen, fantastisch. Ich weiß zwar nicht, ob sich der Geruchssinn über Nacht komplett ausschaltet, aber er sendet zumindest keinerlei Instruktionen an Magen oder Speiseröhre. Schlafen ist die beste Medizin. Da ist was dran.

Und trotzdem ließ mir das erste Trimester Phasen, in denen ich mich bewegen wollte, bewegen musste, weil ich das Gefühl hatte, ansonsten einzurosten. Auch mein Job ging ja weiter, zwar immer mit Tüte in der Nähe, aber auch das tat mir gut.

Vielleicht erging es dir in den letzten Wochen ähnlich und du konntest dich in diesen Zeilen wiedererkennen. Wenn nicht, gratuliere ich dir, du hast wirklich nichts verpasst! Ganz ehrlich! ☺

Im Folgenden stelle ich dir Übungen vor, die ich während des ersten Trimesters problemlos bewältigen konnte. Mit dem größten Ziel, das Freizeitsport haben kann: Spaß und Freude. Irgendwann wird der schwangere Körper brüllen: »*Genug! Schön war's*«. Dann weißt du, dass es reicht. Und diesen Zeitpunkt solltest du auch nicht aus persönlichem Ehrgeiz überschreiten. Die Übungen im ersten Abschnitt deiner Schwangerschaft umfassen ein Ganzkörperprogramm, das dein allgemeines Körpergefühl mit wachsendem Bäuchlein verbessert und die nervige Schwangerschaftsmüdigkeit gerade in den ersten Wochen vertreibt.

Genieße das erste Trimester deiner Schwangerschaft und sei so aktiv, wie du möchtest und wie du kannst.

Anna

So sportlich darf ich sein

Für viele, vor allem junge Frauen ist es die Frage aller Fragen. Sport in der Schwangerschaft – erlaubt oder ein No-Go?

Vor nicht allzu langer Zeit war die Antwort ebenso klar wie einfach. Sport und schwanger – es passt einfach nicht zusammen. Bereits einfache körperliche Belastungen waren strikt verboten. Ein bisschen Gymnastik, ein bisschen schwimmen, ab und an behutsam spazieren gehen. Mehr nicht.

Das ist ein Weltbild, das längst über den Haufen geworfen wurde. Sport und Schwangerschaft schließen sich längst nicht mehr aus. Ganz im Gegenteil. Sport in Maßen wird heutzutage sogar empfohlen. Und das aus gutem Grund. Sportliche Aktivitäten können bei Schwangeren sowohl körperlichen als auch psychischen Problemen entgegenwirken. Stress wird besser bewältigt. Die Stärkung der Muskulatur, insbesondere im Becken- und Rückenbereich, ist für die anstehende Geburt von Vorteil. Auch Herz-Kreislauf-Problemen im Wochenbett kann vorgebeugt werden. Die Schlussfolgerung: Moderates Sporttreiben ist erlaubt – keine Extreme!

Wenn mich schwangere Patientinnen in der Sprechstunde fragen, ob sie ihren Sport weiter betreiben dürfen, so kann ich in aller Regel sagen: Ja, bitte! Sport in der Schwangerschaft ist absolut empfehlenswert, denn er hilft, die körperlichen Veränderungen gut aufzufangen, stärkt Herz und Kreislauf, das Immunsystem und kann die Schwangere sehr gut auf die Anstrengungen der Geburt vorbereiten. Außerdem begünstigt er die psychische Stabilität und ist ein probates Mittel zum Stressabbau.

Im Rahmen der Vorsorgeuntersuchungen bespreche ich das Thema Sport mit all meinen schwangeren Patientinnen, denn auch die bisher nicht sportlich aktiven sind in dieser besonderen Lebensphase sehr daran interessiert, was sie sich und damit ihrem ungeborenen Kind Gutes tun können. Folgende Punkte sollten dabei jedoch zwingend beachtet werden:

▶ Eine Schwangerschaft an sich ist bereits schon Hochleistungssport für den weiblichen Körper und fordert stärkere Anforderungen an bestimmte Körperfunktionen. Das Herz beispielsweise pumpt in der Schwangerschaft bereits ein viel größeres Blutvolumen durch den Körper als normal, wodurch sich die Herzfrequenz erhöht. Die Folge: Schwangere geraten auch schon ohne größere Aktivitäten schnell aus der Puste.

▶ Wenn bei einer Patientin keinerlei Auffälligkeiten vorliegen, also keine Komplikationen bei Vorschwangerschaften und in der jetzigen Schwangerschaft oder eigene Erkrankungen (hoher Blutdruck, Diabetes o. Ä.), kann sie ihre bisherige sportliche Aktivität fortführen. Dabei ergeben sich durch die Schwangerschaft ganz automatisch einige Veränderungen: Hochrisikosportarten (Kraftsport, Kontaktsport [Fußball, Handball], Tiefseetauchen, Klettern, Trampolinspringen, Marathonläufe, Geräteturnen) sind wegen der hohen Verletzungsgefahr, auch bei Geübten, zu vermeiden. Gerade im 1. Trimester führen die extremen hormonellen Veränderungen zu unterschiedlich stark ausgeprägten körperlichen und psychischen Symptomen, die auch die trainierteste Sportlerin in unnötige Gefahrensituationen bringen.

▶ Sport bis an die persönliche Leistungsgrenze oder gar darüber hinaus zu treiben, ist ein hervorragendes Ziel für die Zeit außerhalb der Schwangerschaft und die Rückbildungszeit.

▶ Handelt es sich bei der Patientin um eine Sportanfängerin, rate ich auch oft, sich entweder in professionelle Hände zu begeben, um ein korrektes Training zu erhalten, oder einen der inzwischen vielfältig angebotenen Pränatalkurse zu besuchen.

Im Allgemeinen empfehlen sich funktionelles Training, Yoga, Pilates, Schwimmen, Wassergymnastik und Walking als ideale Wegbegleiter durch die Schwangerschaft.

In den ersten 14 Wochen einer Schwangerschaft findet die komplette Organogenese statt, d. h., nach 14 Wochen ist der Embryo bereits mit allem ausgestattet, was er als Mensch benötigt. Es ist die sensibelste Zeit einer

Schwangerschaft, die es möglichst gut zu unterstützen gilt, unter anderem mit moderater körperlicher Bewegung, angepasst an die individuellen Voraussetzungen.

Auch ich wünsche viel Spaß mit diesem Fitnessbegleiter für Schwangere und werde mich in den jeweiligen Trimestern immer mal wieder zu Wort melden.

Darum ist Schwangeren so oft übel

Übelkeit, Geschmacks- und Geruchsveränderungen und (morgendliches) Erbrechen sind teils sehr belastende Symptome in der Frühschwangerschaft und zum Teil darüber hinaus. Es ist nicht vollständig geklärt, welche Faktoren zu den unterschiedlichen Ausprägungen der Schwangerschaftsübelkeit beitragen. Allerdings scheinen hohe Beta-hCG-Spiegel – z.B. bei Mehrlingen – zu stärkerer Übelkeit, teils mit schwerem täglichen Erbrechen, zu führen. Der Zusammenhang ist aber nicht bewiesen.

Das Beta-hCG ist ein Peptidhormon, das von sogenannten Syncytiotrophoblasten während der Schwangerschaft gebildet wird und für den Beginn und den Erhalt der Schwangerschaft benötigt wird. Es erreicht seine maximale Serumkonzentration zwischen der 8. und 12. Schwangerschaftswoche, wenn es im Allgemeinen zur stärksten Ausprägung der Übelkeit kommt.

80 Prozent der Schwangeren leiden unter unterschiedlich stark ausgeprägter Übelkeit, die in der Regel nach der 12. Schwangerschaftswoche schwächer wird und bis zur 20. Schwangerschaftswoche verschwunden ist. Bei einem kleinen Teil der Schwangeren dauert sie über die gesamte Schwangerschaft an.

Ein weiteres Hormon, das Progesteron, ist ebenso für den Erhalt der

Schwangerschaft wichtig, sorgt aber auch für eine gewisse gastrale und enterale Arrhythmie, die neben Übelkeit und Erbrechen bei vielen Schwangeren zu Sodbrennen und Verstopfung führt.

Neben den Hormonen werden auch psychische Faktoren als Ursache einer sogenannten *Hyperemesis gravidarum* diskutiert. Solche sind z. B.: ambivalente Gefühle zur Schwangerschaft (oh je, ich bin schwanger, was nun?), bestehende Essstörungen, Ängste.

Es gibt keine allgemeingültigen Zentimeterangaben zum Wachstum des Bauchumfangs. So, wie es große, kleine, kräftige und zarte Frauen gibt, verhält es sich auch mit dem Bauch. Ebenso existieren ethnische Unterschiede, die sich aus der Konstitution der Mutter/der Eltern ergeben. Asiaten sind z. B. im Allgemeinen kleiner als Europäer und US-Amerikaner. Viel entscheidender ist der Wachstums- und Entwicklungsverlauf des Ungeborenen: Wächst es im Verlauf der Schwangerschaft adäquat? Dabei helfen – wie auch später bei den U-Untersuchungen beim Kinderarzt – Wachstumskurven, die im Idealfall das Wachstum entlang einer Perzentile widerspiegeln.

Der Bauch: Wie viel wird er wachsen?

Um dieses Wachstum zu dokumentieren, dienen uns Frauenärzten neben der Tastuntersuchung des Bauches der Schwangeren mit den klassischen sogenannten Leopold'schen Handgriffen die Ultraschalluntersuchungen im Rahmen der Vorsorgeuntersuchungen. Dabei interessieren uns viele verschiedene Parameter (u. a. Kopf- und Bauchumfang, Oberschenkelknochenlänge des Fetus, Organe und Bewegungen des Ungeborenen, Fruchtwassermenge, Struktur und Lokalisation der Plazenta [des Mutterkuchens], ggf. auch die Durchblutung der Nabelschnur und der Gebärmutter und vieles mehr) für einen abschließenden Befund zum Fortschritt der Entwicklung des Ungeborenen.

Hilfe, woher kommen diese Heißhungerattacken?!?

Heißhungerattacken in der Schwangerschaft sind häufig bedingt durch die physiologisch bedingte Insulinresistenz. Vereinfacht gesagt gelangt der aufgenommene Zucker mithilfe des ausgeschütteten Insulins in die Körperzellen und sorgt für ein befriedigendes Sättigungsgefühl. In der Schwangerschaft, insbesondere ab der 20. Schwangerschaftswoche, werden die Zellen resistenter gegen Insulin, und trotz vermehrter Insulinausschüttung gelangt der Zucker nur unzureichend in die Zellen. Das Insulin im Blut signalisiert uns dann ein »Gib mir mehr«.

Gewichtsverlauf und Ernährung in der Schwangerschaft – was ist das Maß, und kann ich es beeinflussen?

Das Thema Ernährung hat aktuell in unserer Gesellschaft einen extrem hohen Stellenwert – Lebensmittel sind in Hülle und Fülle und jederzeit greifbar: ein wahres Luxusphänomen. In Zeiten des Superfood gilt es, einen kühlen Kopf zu behalten und, wie so oft im Leben, nicht in Extreme zu verfallen. Meine sportlich aktiven Patientinnen setzen sich im Allgemeinen auch schon vor ihrer (ersten) Schwangerschaft sehr genau mit dem Thema auseinander, und auch die Patientinnen, die übergewichtig sind, wissen um ihren erhöhten BMI und die damit verbundenen Risiken, z. B. an Diabetes, Bluthochdruck oder am metabolischen Syndrom zu erkranken, aber auch vermehrt Schwangerschaftskomplikationen (Schwangerschaftsdiabetes, Präeklampsie [»Schwangerschaftsvergiftung«], Frühgeburt oder Terminüberschreitung mit kompliziertem Geburtsverlauf u.a.) zu entwickeln.

Eine zunehmend größere Gruppe bilden aber die Frauen, die dem heutigen Schönheitsideal einer extrem schlanken Frau entsprechen und nach BMI untergewichtig sind. Übrigens ist dies häufig auch die Gruppe von Frauen, bei denen auf natürliche Weise der Kinderwunsch unerfüllt bleibt. Gleiches gilt für Frauen, die extrem Leistungssport betreiben.

Unser Körper ist da wieder einmal faszinierend schlau, denn eine Schwangerschaft benötigt für das gesunde Austragen des Kindes ausreichend körperliche Reserven der Mutter. Gewicht und Ernährung sind also sehr wichtige Faktoren für Start und Verlauf einer Schwangerschaft, die absolut von jedem Einzelnen beeinflusst werden kann.

Bereits vor Eintritt der Schwangerschaft sollte die Patientin möglichst normalgewichtig sein. Die Ernährung sollte ausgewogen sein, und sie sollte sich zusätzlich mit Folsäure und Jodid (bei gesunder Schilddrüse) versorgen. Folsäure reduziert das Risiko von Neuralrohrdefekten beim Kind und kann in der Regel über die normale Ernährung nicht in ausreichender Konzentration aufgenommen werden. Jodmangel gefährdet die Intelligenz des Kindes.

Des Weiteren ist die Supplementation von Omega-3-Fettsäuren und ggf. auch Eisen zu empfehlen.

Bei eingetretener Schwangerschaft ist es besser, wegen der Gefahr von Verunreinigung durch Bakterien (z.B. Listerien) auf rohes Fleisch, rohen Fisch und Rohmilch zu verzichten.

An der Kalorienzufuhr ändert sich bis zum 4. Monat erst mal nichts, danach sollten täglich ca. 300 kcal mehr aufgenommen werden.

Orientierung bietet auch der Ausgangs-BMI:

- ▶ BMI <20: Die Gewichtszunahme sollte bis zum Ende der Schwangerschaft zwischen 12 und 18 kg liegen.
- ▶ BMI 20–26: 11–16 kg
- ▶ BMI 26–29: 7–11 kg
- ▶ BMI >29: 5–9 kg

Plötzlich auftretende starke Gewichtszunahme ist immer ein Grund, sich unverzüglich beim Frauenarzt vorzustellen.

Ich bin gespannt, wie dehnbar mein Körper sein wird, wie viel Bauch ich haben werde. Dazu werde ich die nächsten Monate mit Fotos dokumentieren und in jedem Trimester meinen Bauchumfang messen.

Los geht's!

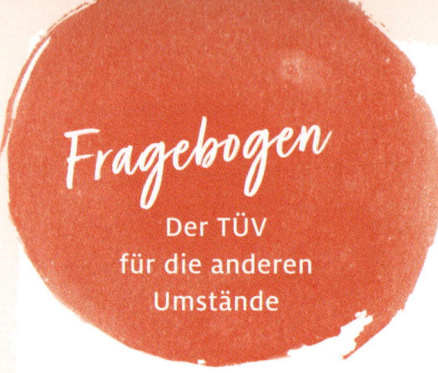

Fragebogen

Der TÜV
für die anderen
Umstände

Trimester 1

Bauchumfang: _____ cm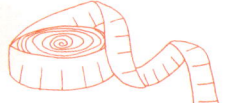

Gewicht: _____ kg

Gemütszustand: 😄 😊 😔 😞

Das esse ich am liebsten: _____

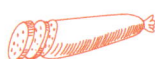

Diese Musik höre ich am liebsten: _____

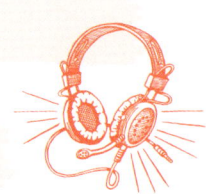

Diese Serien/Filme
schaue ich am liebsten: _____

Los geht's mit Aufwärmen

Ein gezieltes Aufwärmen des Körpers ist generell wichtig. Häufig erliegt man ja dem Irrglauben, hier ein paar Minuten sparen zu können. Doch es ist unabdingbar, den Körper erst mal auf Betriebstemperatur, d.h. das Herz-Kreislauf-System in Schwung zu bringen. Auch Muskulatur, Gelenke, Sehnen und Bänder müssen auf das bevorstehende Training vorbereitet werden. Vielleicht ja auch die kleine Erbse, wer weiß?! So stimmst du dich nicht nur körperlich und mental auf eine sportliche Einheit ein, sondern beugst auch möglichen Verletzungen vor. Ein langsamer Einstieg in ein Workout lässt das Blut schneller durch deinen Körper pumpen, die Herzfrequenz steigt an, und dir wird allmählich wärmer. Im Kaltstart den Hintern nebst wachsendem Bauch vom Sofa in die Übung zu katapultieren, macht überhaupt keinen Sinn.

Je dicker mein Bauch wurde, umso schwieriger und damit anstrengender wurde es, und ich musste das Tempo drosseln. Mach nur so viel, wie es Körper und Bauch erlauben!

Übungsabfolge Warm-up für Trimester 1 und 2

Auf der Stelle treten

Deine Füße stehen hüftbreit auseinander, der Oberkörper ist aufrecht. Du hebst beide Knie abwechselnd an und bewegst die Arme gegengleich mit. Je höher du das Knie anhebst, desto intensiver wird das Joggen auf der Stelle. 10 Wiederholungen pro Bein.

Auf der Stelle treten + Armkreisen

Du trittst weiter auf der Stelle und lässt nun die Arme langsam nach vorne (10 Wiederholungen), nach hinten (10 Wiederholungen) und – wenn du kannst – gegengleich (10 Wiederholungen) kreisen.

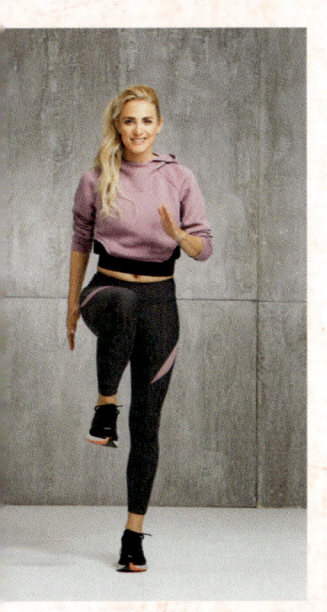
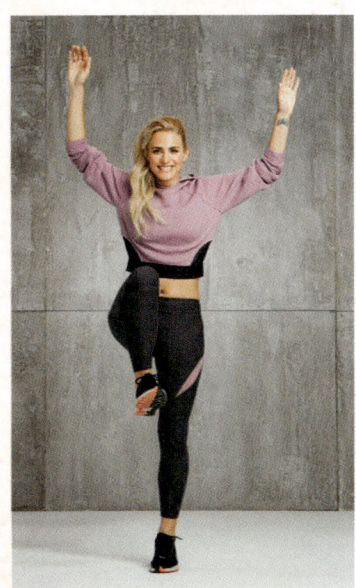
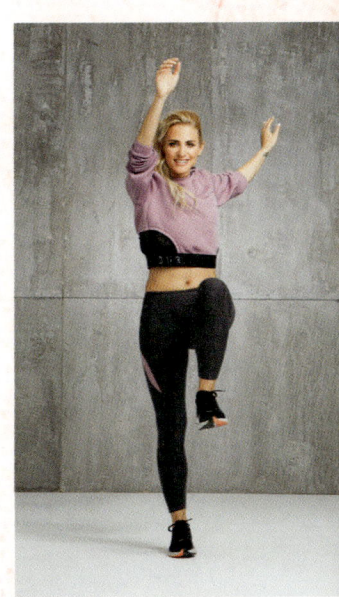

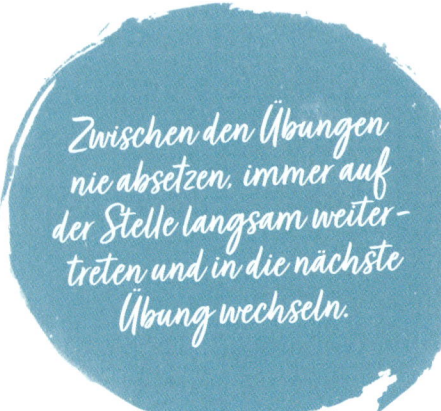

Zwischen den Übungen nie absetzen, immer auf der Stelle langsam weitertreten und in die nächste Übung wechseln.

Auf der Stelle treten + Schulterkreisen

In Bewegung bleiben – also auf der Stelle weitertreten – und nun beide Schultern zu deinen Ohren nach oben ziehen. (Du müsstest so bereits eine Anspannung im Nacken spüren.) Schieb dann beide Schultern so weit es geht nach hinten unten und beginne mit der Kreisbewegung (10 Wiederholungen).

Auf der Stelle treten + Armkreisen mit ausgestreckten Armen

Eine Minute »Hampelmann« mal anders. Kreuze deine Arme auf Schulterhöhe vor dem Brustkorb und strecke sie wieder zur Seite aus. Gleichzeitig hebst du die Füße abwechselnd vor dem Körper nach vorne an. 10 Wiederholungen.

 Mir tat das Springen durch die schmerzenden Bänder am Becken und in der Leistengegend schon früh in der Schwangerschaft weh, daher waren Sprünge für mich eher schwierig, und ich entwickelte diese eigene Hampelmann-Variante.

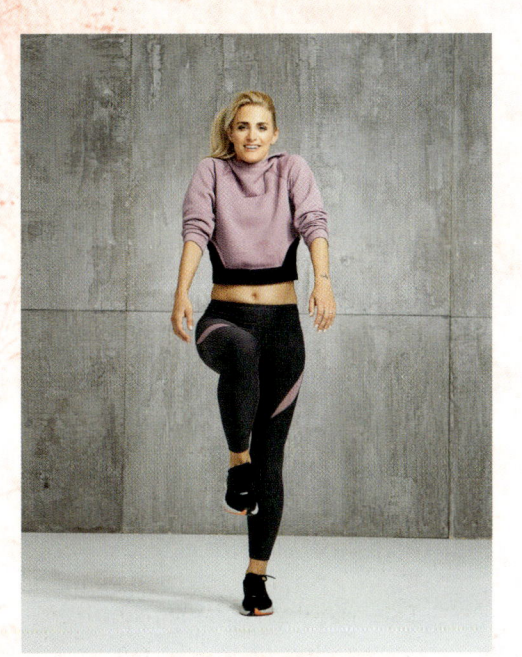
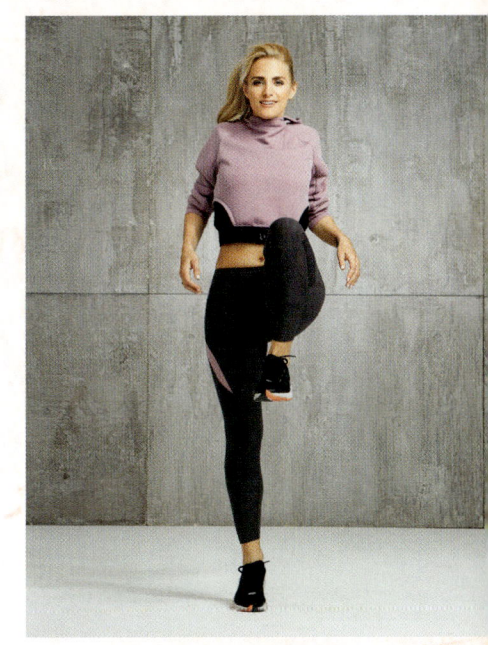
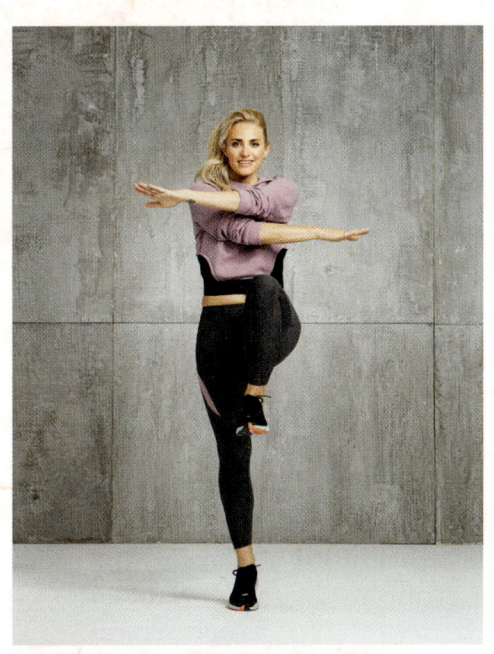
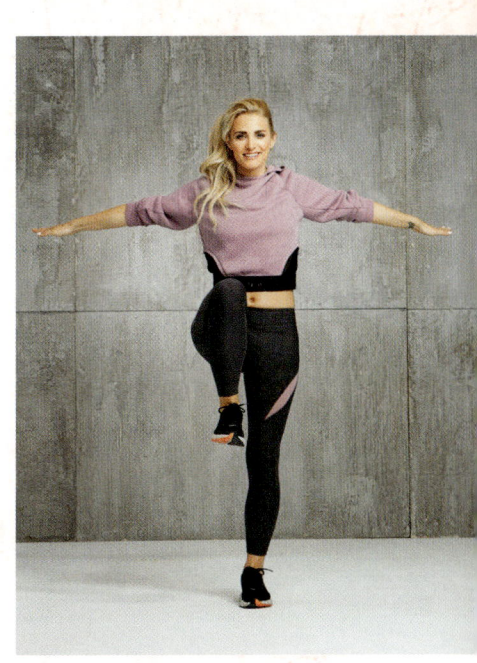

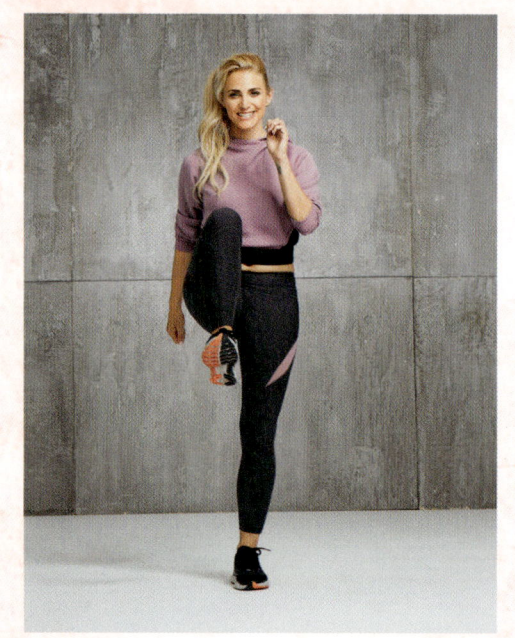

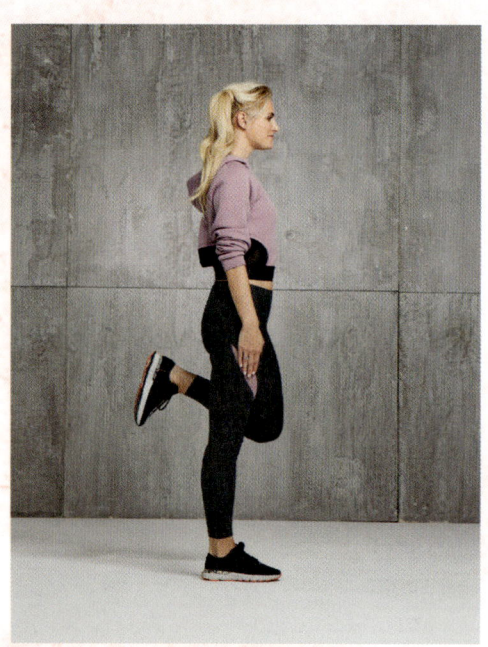

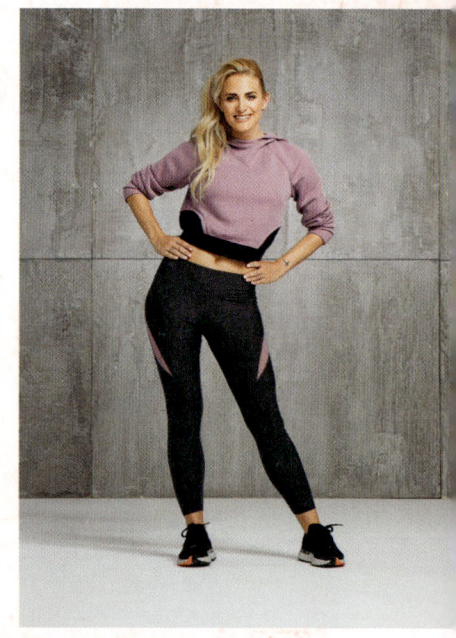

Knie anheben auf der Stelle

Deine Füße stehen hüftbreit auseinander, der Oberkörper ist aufrecht, und du hebst beide Knie abwechselnd so hoch wie möglich an, deine Arme bewegst du dazu gegengleich mit. 12–15 Wiederholungen.

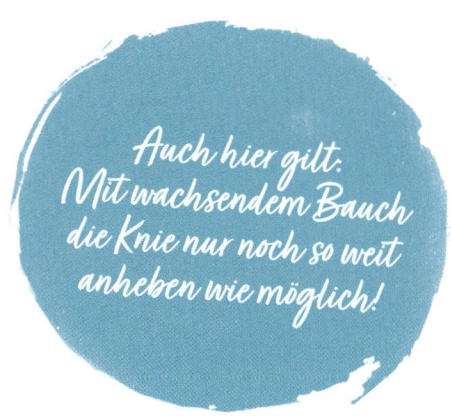

Auch hier gilt: Mit wachsendem Bauch die Knie nur noch so weit anheben wie möglich!

Anfersen

Zieh die Fersen wechselseitig zum Po hin an und schwinge die Arme gegengleich zu deinen Beinen mit. Achte darauf, mit dem Oberkörper nicht nach vorn zu kippen. Deine Hüften und dein Oberkörper bleiben immer aufrecht. 10–12 Wiederholungen.

Beckenkreisen

Nimm einen hüftbreiten und lockeren Stand ein und stemme die Hände in deine Hüften. Beim Einatmen kippst du dein Becken nach hinten, der Oberkörper wird dabei etwas nach vorne gelehnt. Beim Ausatmen richtest du das Becken wieder nach vorne auf. Lass diese beiden Bewegungen zu einer Kreisbewegung zusammenschmelzen.
Je 5 Wiederholungen im Uhrzeigersinn und dagegen.

Übungen für das erste Trimester

Eine Geburt – so schreibt es jeder »Ich-werd-Mama-Blog« im Netz, jeder Ratgeber, jedes Geburtsvorbereitungsheftchen – ist eine enorme Herausforderung für den Körper, und darum hilft es, fit und gut trainiert zu sein. Das trifft sich gut. Doch Schwangerschaftsvorbereitungskurse und ähnliche Angebote beginnen ja meist erst ab der 25. bis 30. Woche, und bis dahin kann und will ich gar nicht warten.

Meine Frauenärztin sagte mir – und das musste auch ich schon früh schmerzhaft feststellen –, Bänder und auch der Rücken würden stark belastet, ich solle daher auch auf ein Training von Rücken und Beinen setzen. Wer starke Beine hat, kann während der Wehen und der Geburt besser stehen und sich die Schwerkraft zunutze machen. ☺ Insofern: Fokus auf Beine und Rücken.

Übung 1:
Ausfallschritt nach hinten
➜ trainiert Po und Beine

Steh aufrecht, die Füße hüftbreit auseinander. Deine Hände stemmst du locker in deine Hüften. Beim Einatmen gehst du mit dem rechten Fuß einen großen Schritt nach hinten, dabei setzt du nur die Spitze des Fußes auf und beugst das rechte Knie Richtung Boden. Beim Ausatmen bringst du das rechte Bein wieder zurück in die Ausgangsposition. Nun ist das andere Bein dran. Jede Beinseite 8–12 Wiederholungen.

Wichtig: **Beuge das Knie nur bis 90 Grad! So werden die Kniegelenke nicht so stark beansprucht!**

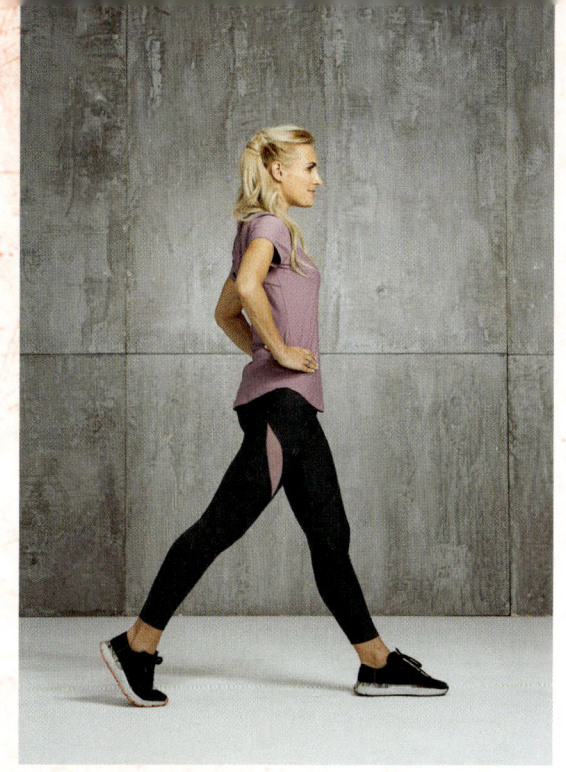

Der Ausfallschritt nach hinten ist eine Variante, die gerade bei Sportlern mit Knieproblemen sehr beliebt ist, da hier die Gelenke nicht so stark beansprucht werden. Ich persönlich fühlte mich in der Schwangerschaft mit dieser Variante des Ausfallschritts am wohlsten und bin dabei geblieben.

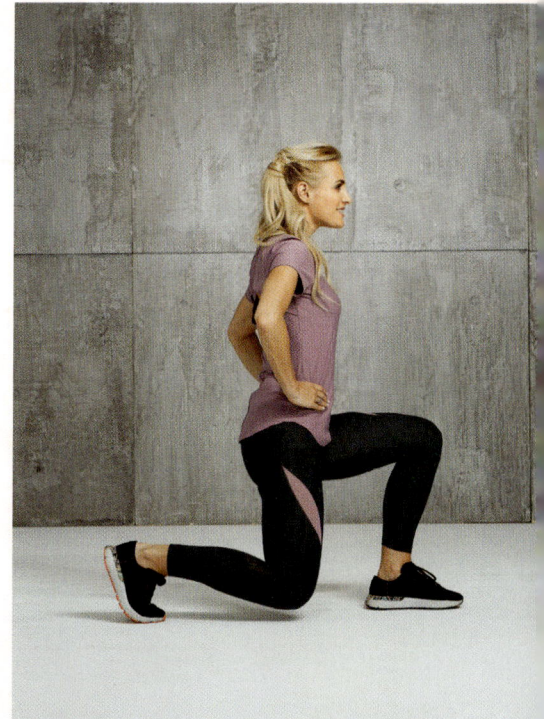

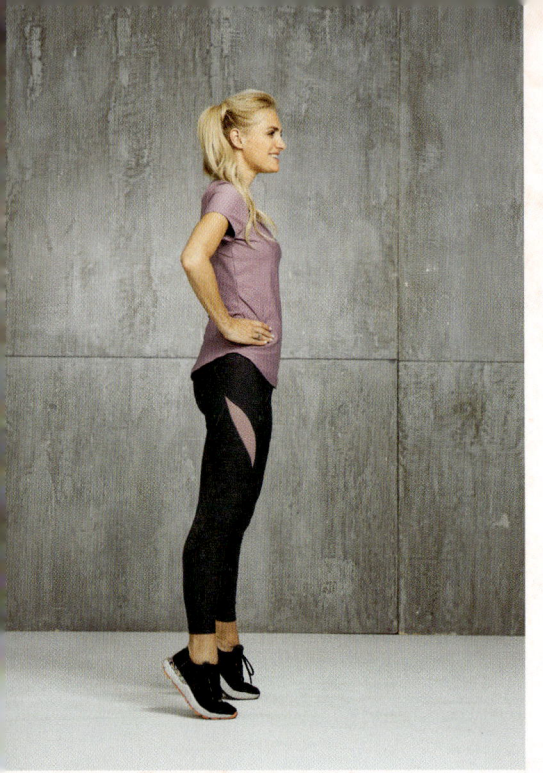

>> Warum diese Übung? Weil mir Sprünge jeglicher Art von Burpees bis Squat-Jumps auch schon im ersten Trimester unangenehm waren – in den darauffolgenden Trimestern erklärte sich das wegen des wachsenden Bauchs, denke ich, von selbst ☺ –, habe ich mich für eine langsame und kontrollierte Art der Kniebeuge bis auf die Zehenspitzen entschieden.

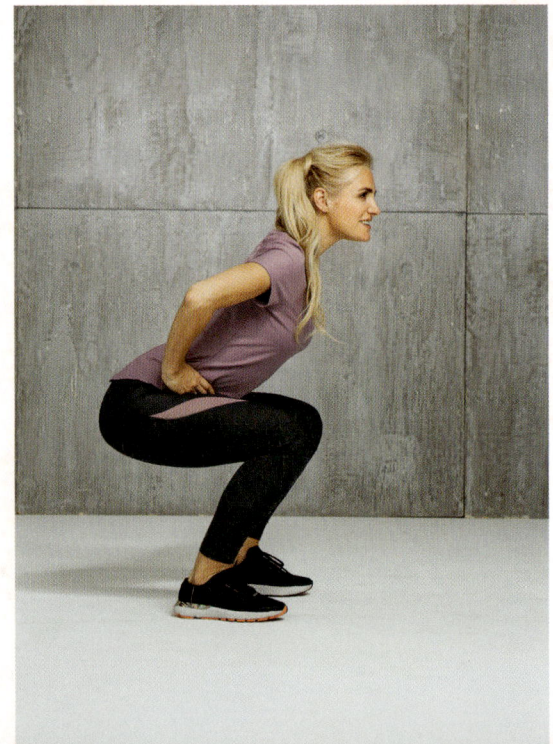

Übung 2:
Kniebeuge auf Zehenspitzen
→ trainiert die Beine, den Po und den unteren Rücken

Nimm einen schulterbreiten und aufrechten Stand ein, deine Füße sind ganz leicht (ca. 10 Grad) nach außen gedreht. Löse deine Fersen vom Boden ab, sodass nur noch deine Fußballen Kontakt zum Boden haben. Beuge nun beide Knie, schiebe gleichzeitig den Po nach hinten, bis sich deine Oberschenkel parallel zum Fußboden befinden, und komm anschließend kraftvoll bis auf die Zehenspitzen wieder nach oben. 8–10 Wiederholungen.

Wichtig! **Achte darauf, dass deine Knie nie über die Fußspitzen hinausragen und Knie und Fußspitzen zudem immer in die gleiche Richtung zeigen!**

Zu schwierig? Hilfsmittel sind erlaubt! Sollte dir diese Übung zu schwer oder zu wackelig sein, dann verwende einfach einen senkrecht auf den Boden gestellten Besenstiel zur Stabilisierung oder halte dich ganz einfach an einer Stuhllehne fest.

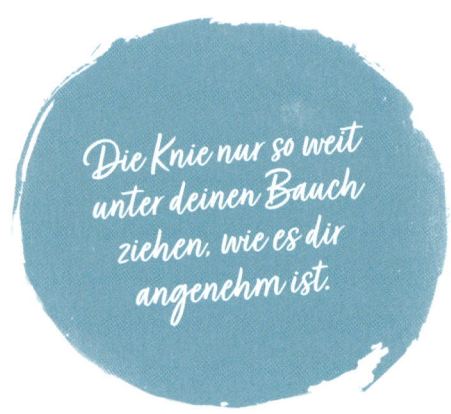

Die Knie nur so weit unter deinen Bauch ziehen, wie es dir angenehm ist.

Übung 3:
»Pferdetritt« – Beinlift aus dem Vierfüßlerstand
➜ trainiert Po, Beine und Rumpf

Nimm den Vierfüßlerstand ein – das bedeutet, deine Handgelenke sind unter den Schultern und deine Knie im 90-Grad-Winkel unter der Hüfte aufgestellt. Halte den Rücken gerade, sodass dein Körper eine parallele Linie zum Boden bildet. Hebe ein Bein so weit an, bis dein Oberschenkel eine Linie mit dem Rücken bildet. Diese Position 1–2 Sekunden halten und das Bein dann langsam wieder in die Ausgangsposition bringen. Pro Beinseite 12–15 Wiederholungen.

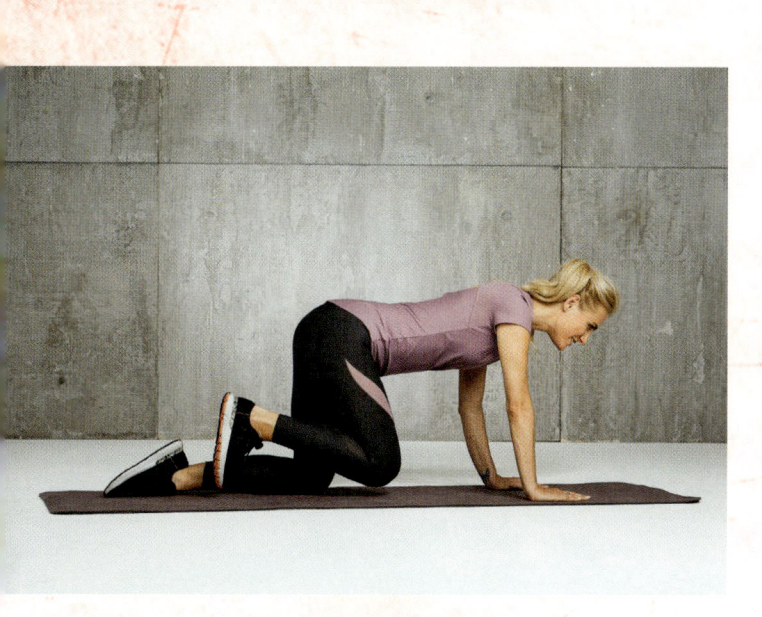

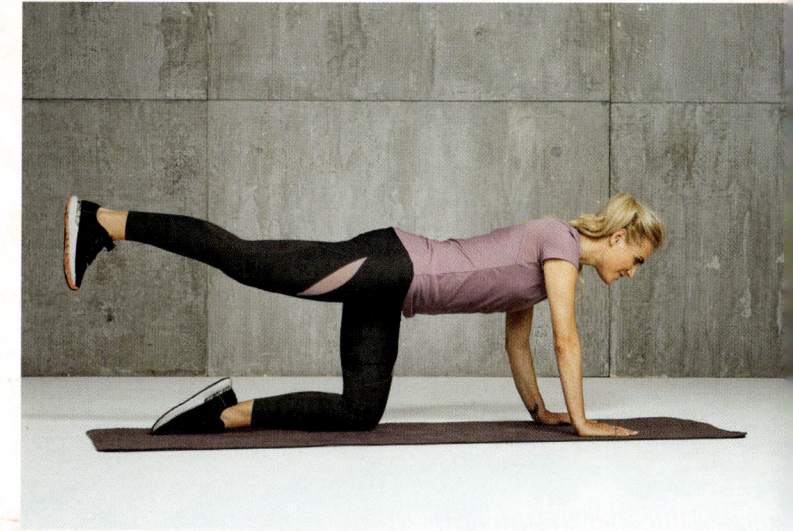

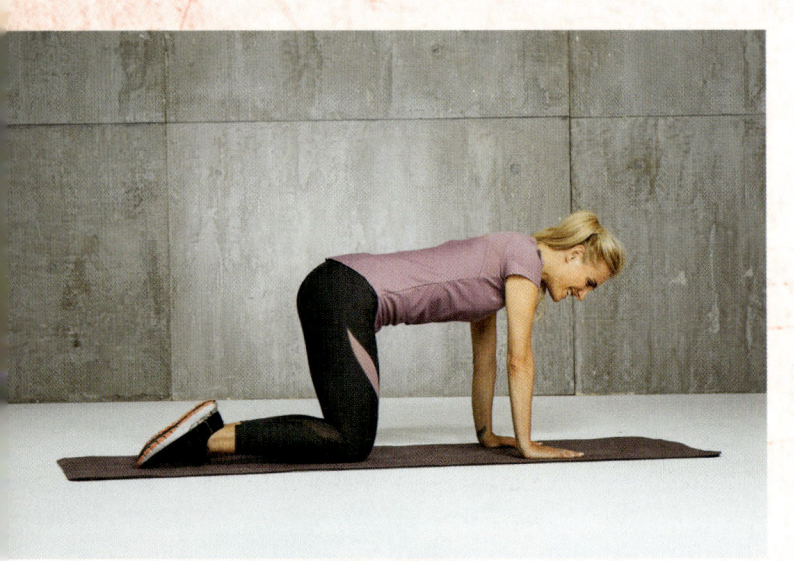

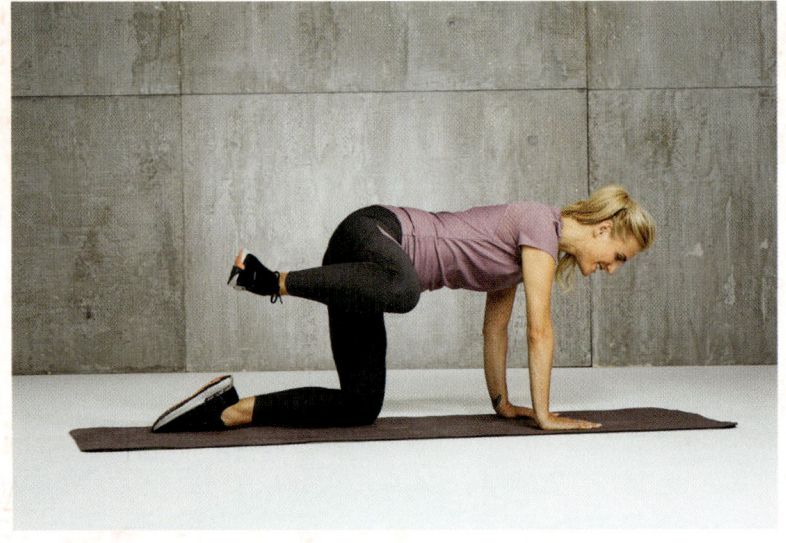

Übung 4:
Like a Dog – seitliches Beinheben aus dem Vierfüßlerstand
→ trainiert Po, Beine und Rumpf

Ausgangsposition ist der Vierfüßlerstand – das bedeutet, deine Handgelenke sind unter den Schultern und deine Knie im 90-Grad-Winkel unter der Hüfte aufgestellt. Halte den Rücken gerade, sodass dein Körper eine parallele Linie zum Boden bildet.

Hebe das rechte Bein mit gebeugtem Knie so weit zur Seite an, bis sich das Knie in etwa auf Höhe deines Beckens befindet. Diese Position 1–2 Sekunden halten und das Knie langsam wieder senken. Pro Beinseite 12–15 Wiederholungen.

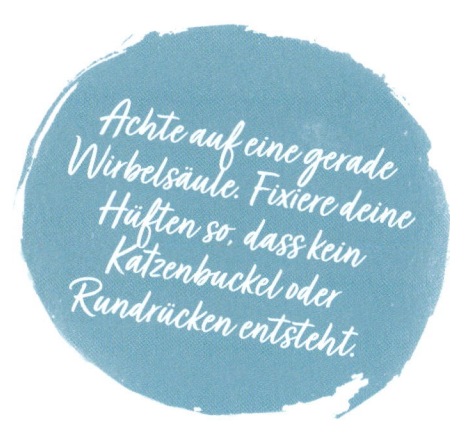

Achte auf eine gerade Wirbelsäule. Fixiere deine Hüften so, dass kein Katzenbuckel oder Rundrücken entsteht.

Übung 5:
Kurzhantelrudern
➡ trainiert den oberen Rücken,
Arme und Schultern

Mit je einer Hantel oder Wasserflasche in der Hand nimmst du einen aufrechten Stand ein, die Knie sind leicht gebeugt, und deine Füße stehen schulterbreit auseinander. Halte die Gewichte mit nach unten gestreckten Armen seitlich neben deinem Körper, deine Daumen zeigen dabei zueinander. Beuge die Ellbogen und hebe die Oberarme so weit nach außen an, bis sich die Gewichte in Brusthöhe befinden. 1–2 Sekunden in dieser Position verharren und die Arme langsam wieder absenken. 8–10 Wiederholungen pro Armseite.

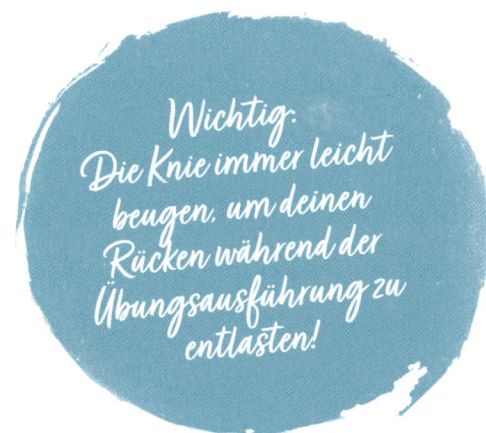

Wichtig:
Die Knie immer leicht beugen, um deinen Rücken während der Übungsausführung zu entlasten!

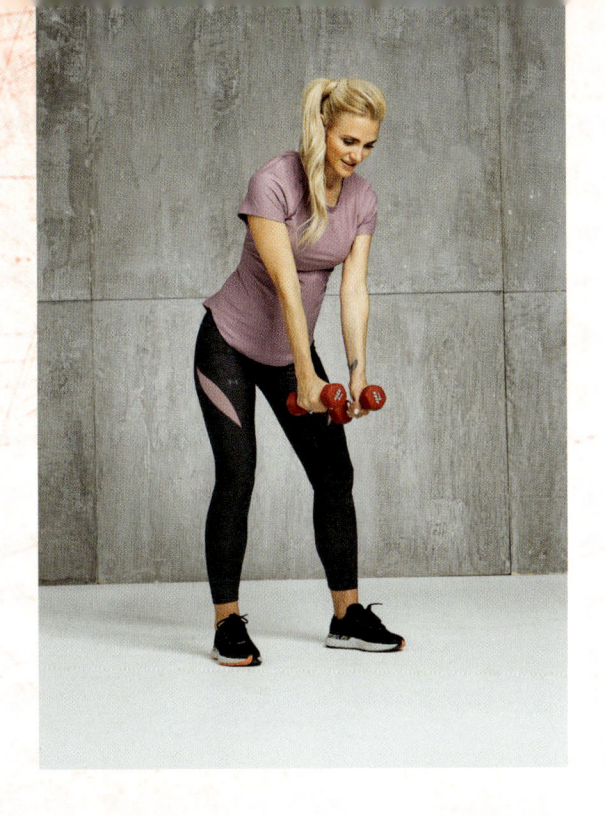

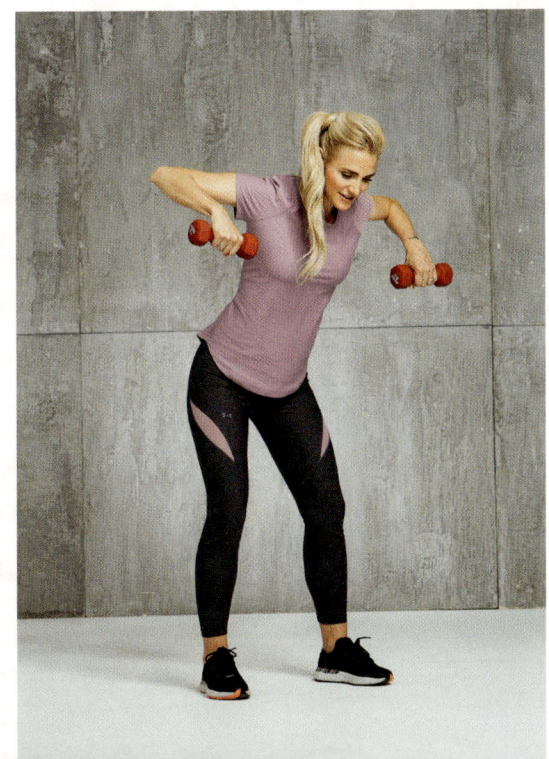

Frontheben mit Kurzhanteln

➜ trainiert Arme und Brust

Mit je einer Hantel oder Wasserflasche in der Hand nimmst du einen aufrechten Stand ein, die Knie sind leicht gebeugt, und deine Füße stehen schulterbreit auseinander. Du hältst die Gewichte mit nach unten gestreckten Armen seitlich neben deinem Körper, und deine Daumen zeigen dabei zueinander. Winkle nun beide Arme leicht an und hebe sie langsam bis auf Brusthöhe nach oben. 1–2 Sekunden in dieser Position verharren und die Arme langsam wieder absenken. 8–10 Wiederholungen pro Armseite.

Geringe Gewichte reichen aus, um einen Trainingseffekt zu erzielen. Mit leichten Gewichten kannst du die Übung außerdem kontrollierter ausführen.

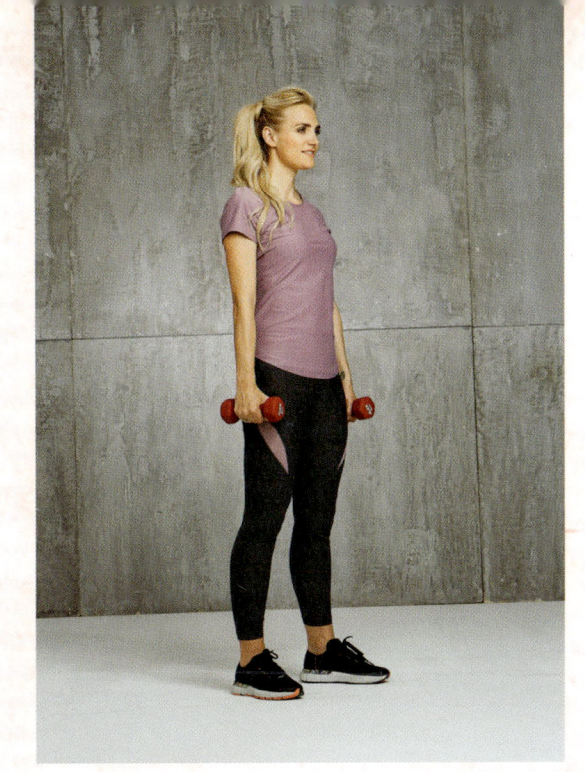

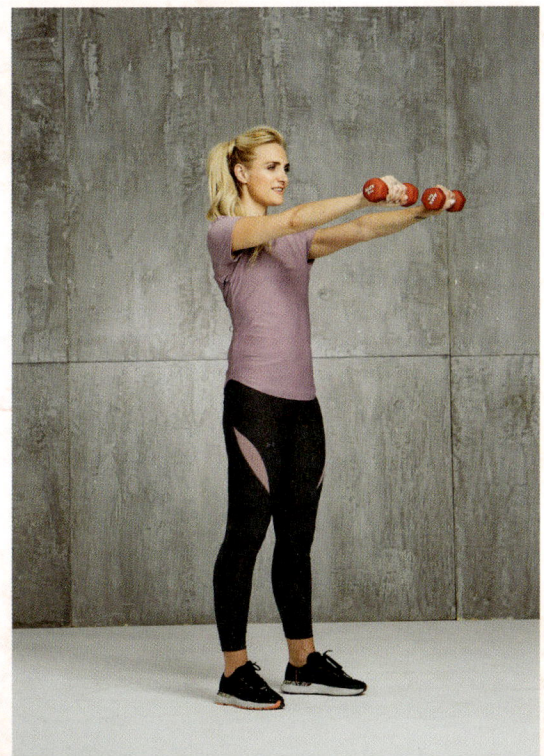

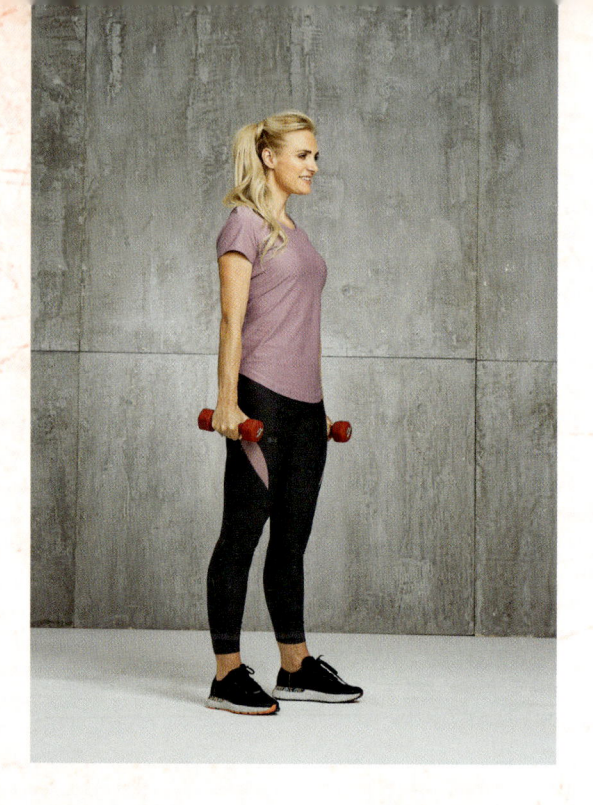

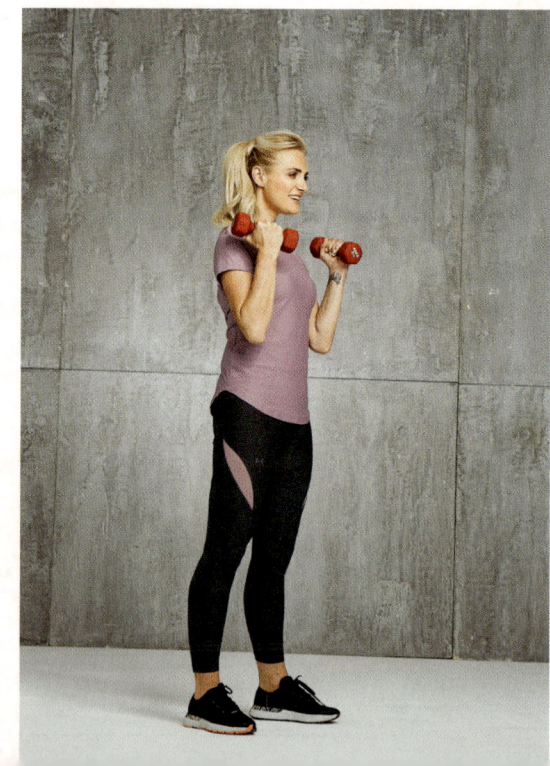

Bizepscurl
➜ trainiert die Arme

Mit je einer Hantel oder Wasserflasche in der Hand nimmst du einen aufrechten Stand ein, die Knie sind leicht gebeugt, und deine Füße stehen schulterbreit auseinander. Halte die Gewichte mit nach unten gestreckten Armen seitlich neben deinem Körper, deine Daumen zeigen dabei zueinander. Hebe nun das Gewicht langsam nach oben hin an, indem du die Unterarme so weit anwinkelst, dass im Ellbogen ein 45-Grad-Winkel entsteht. Ziehe die Gewichte so weit wie möglich zur Brust, ohne deine Oberarme zu bewegen. 1–2 Sekunden halten und die Arme wieder nach unten strecken und Gewichte senken. 12–15 Wiederholungen.

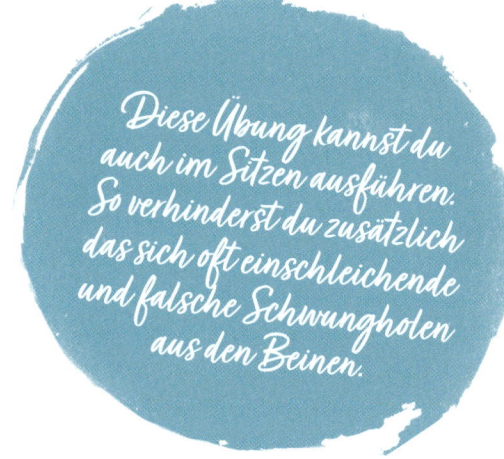

Diese Übung kannst du auch im Sitzen ausführen. So verhinderst du zusätzlich das sich oft einschleichende und falsche Schwungholen aus den Beinen.

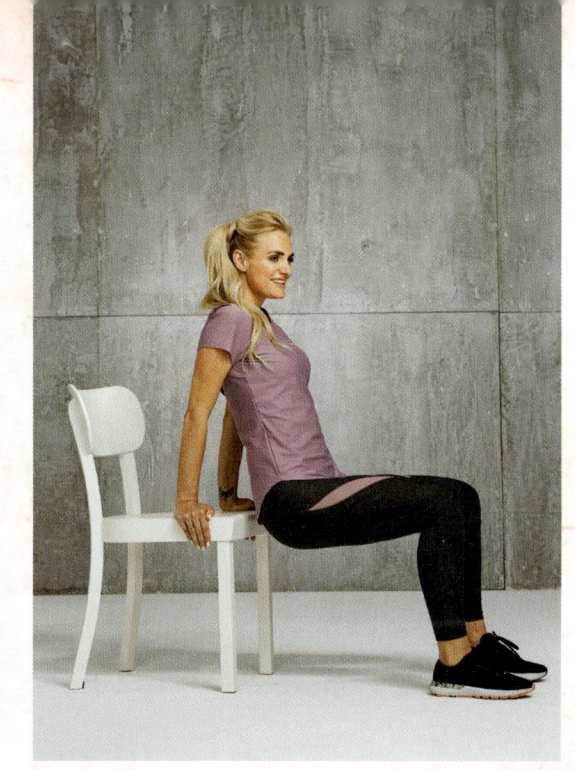

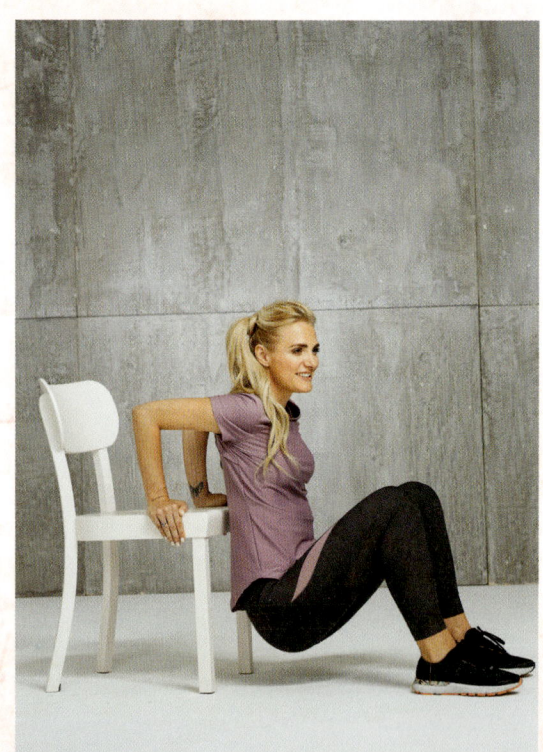

Dips am Stuhl
➜ trainiert die Arm- und Brustmuskulatur

Setz dich auf den vordersten Rand eines Stuhls und umfasse mit den Händen links und rechts vom Po die Sitzfläche. Strecke nun deine Beine nach vorne und schiebe dein Gesäß so weit vom Stuhl weg, bis die Knie im 90-Grad-Winkel gebeugt sind. Beuge nun die Arme und senke den Po in Richtung Boden ab. Strecke die Arme dann langsam wieder, um in die Ausgangsposition zurückzukehren. 8–10 Wiederholungen.

Beachte: Deine Arme sind nie ganz durchgestreckt, die Gelenke sind in der Anfangs- und Endposition stets minimal gebeugt.

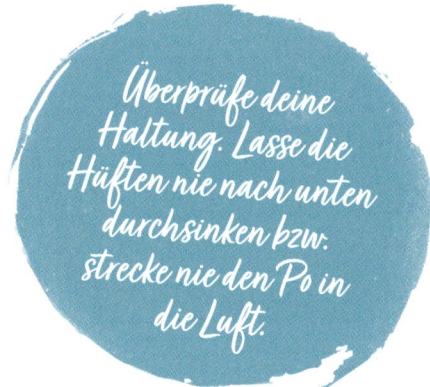

Überprüfe deine Haltung. Lasse die Hüften nie nach unten durchsinken bzw. strecke nie den Po in die Luft.

Übung 9:
Schwangeren-Planking
➜ trainiert Rumpf, Rücken und Bauch

Nimm den Unterarmstütz ein – das bedeutet, deine Ellbogen sind unter den Schultern aufgestellt, und deine Füße stehen auf den Fußspitzen und Knöchel an Knöchel. Dein Körper bildet eine Parallele zum Boden. Strecke erst den rechten und dann den linken Arm und drücke somit deinen Oberkörper nach oben ab, um anschließend die Ellbogen wieder hintereinander (erst rechts, dann links) zu beugen und in der Unterarmstütz zurückzukehren. 8–10 Mal wiederholen.

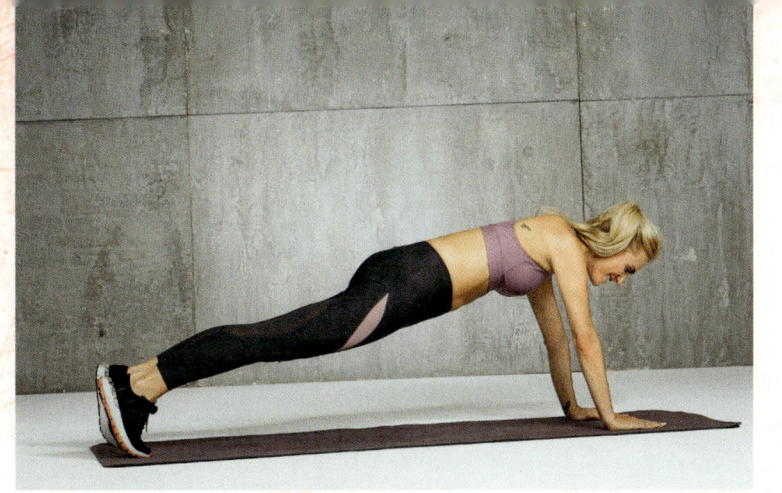

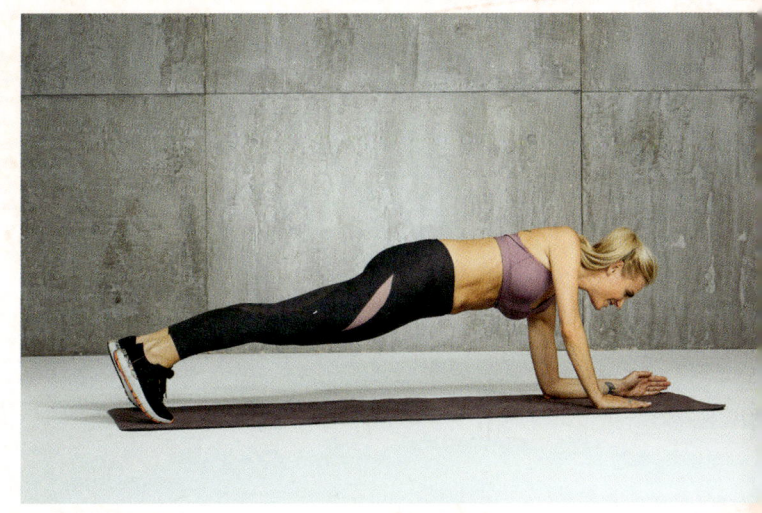

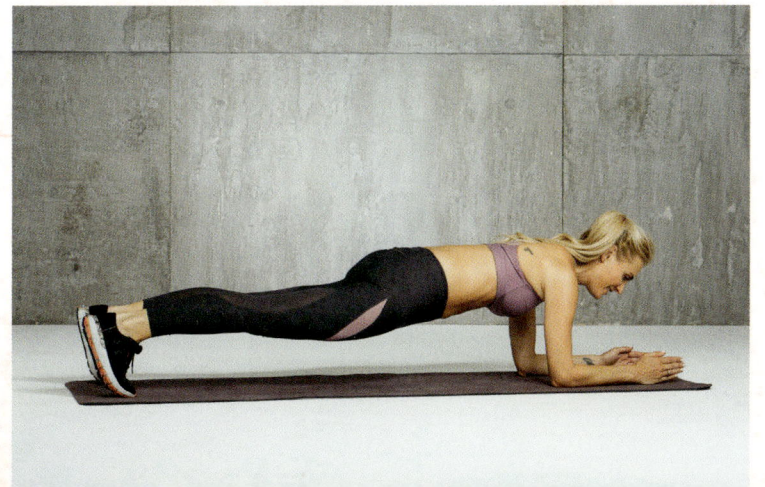

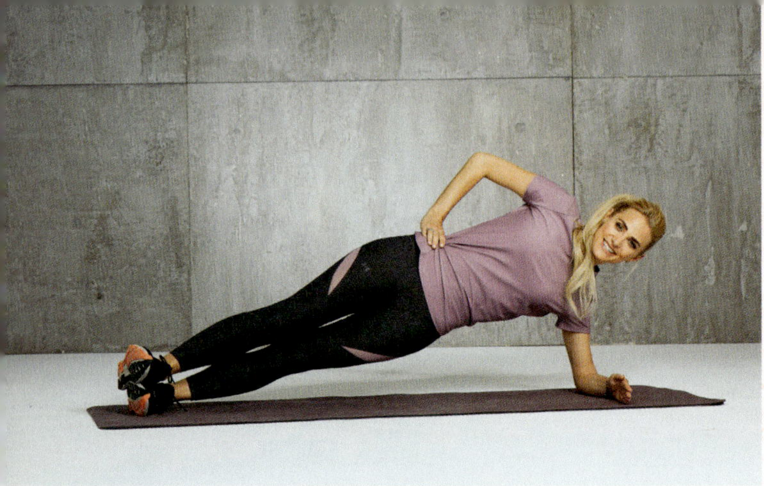

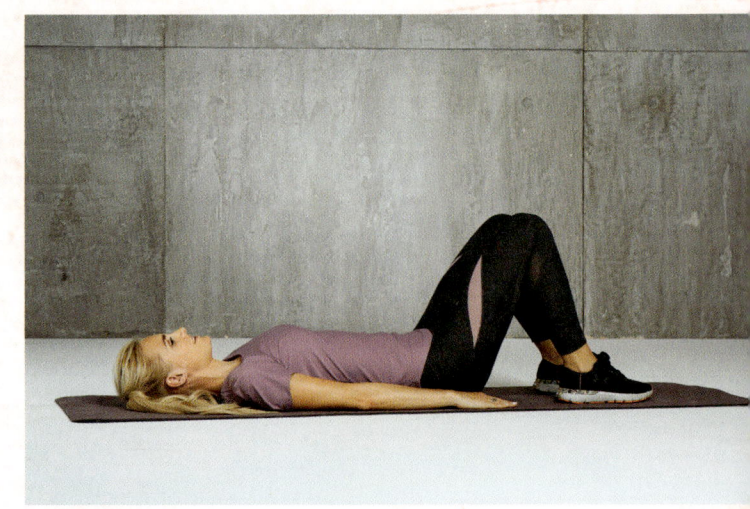

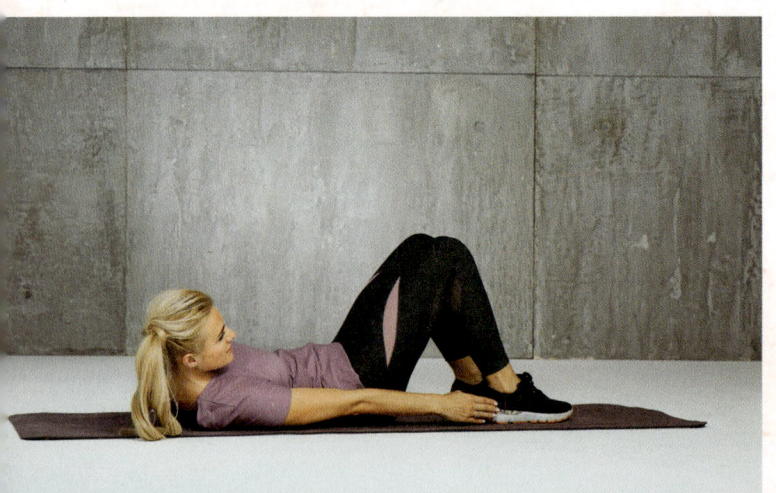

Übung 10:
Seitliche Planks
➡ trainiert Rumpf, Bauch, Rücken

Ausgangsposition ist die seitliche Stützposition. Stütze dich auf den linken Unterarm, deine Beine liegen gestreckt aufeinander, und versuche, deinen Körper in einer geraden Linie zum Boden zu halten. Diese Position 20–25 Sekunden halten und nochmals wiederholen. Dann die Seite wechseln.

Übung 11:
Seitliche Crunches
➡ trainieren vornehmlich die schrägen Bauchmuskeln

Leg dich auf den Rücken, deine Arme liegen locker neben dem Körper, und stell die Füße hüftbreit auf dem Boden ab. Dann löse deinen Oberkörper (Kopf, Nacken, Schultern, oberer Rücken) einige Zentimeter vom Boden, schiebe deine rechte Hand seitlich am Körper vorbei zum rechten Fuß- gelenk und kehre in die Ausgangs- position zurück, um dann die linke Hand seitlich am Körper vorbei zum linken Fußgelenk zu schieben. Je Seite 6–8 Wiederholungen.

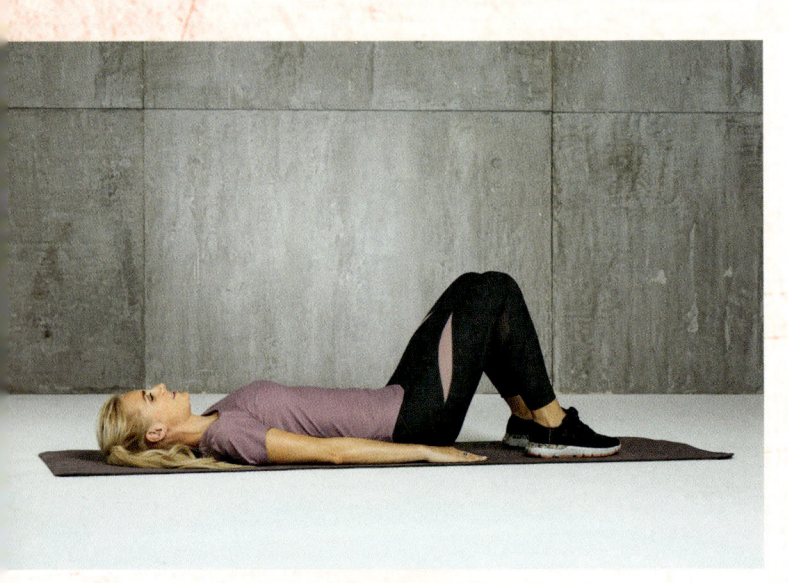

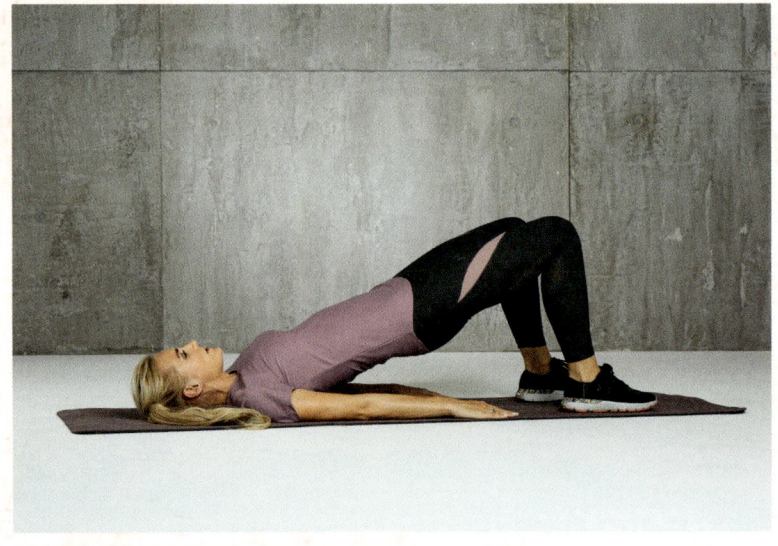

Übung 12:
Beckenlift
➜ trainiert Po, Rücken und Beine

Leg dich auf den Rücken, deine
Arme liegen locker ausgestreckt
neben dem Körper, die Beine sind
angewinkelt und deine Füße hüftbreit aufgestellt. Spanne den Po
kräftig an und hebe dein Becken
so weit wie möglich vom Boden ab.
1–2 Sekunden halten und dein
Becken wieder absenken, aber
nicht ablegen. 8–12 Mal wiederholen.

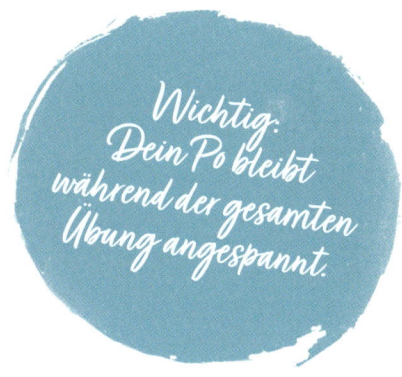

Wichtig:
Dein Po bleibt
während der gesamten
Übung angespannt.

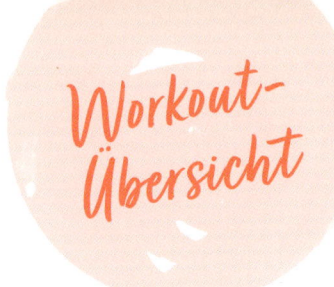

Workout-Übersicht

Warm-up

Übung	Wiederholungen
Auf der Stelle treten	10 Wiederholungen pro Bein
Auf der Stelle treten + Armkreisen	10 Wiederholungen nach vorne
	10 Wiederholungen nach hinten
	10 Wiederholungen gegengleich
Auf der Stelle treten + Schulterkreisen	10 Wiederholungen
Auf der Stelle treten + Armkreisen mit ausgestreckten Armen	10 Wiederholungen
Knie anheben auf der Stelle	12–15 Wiederholungen
Anfersen	10–12 Wiederholungen
Beckenkreisen	5 Wiederholungen im Uhrzeigersinn
	5 Wiederholungen gegen den Uhrzeigersinn

Workout

Übung	Wiederholungen
Ausfallschritt nach hinten	8–12 Wiederholungen pro Bein
Kniebeuge auf Zehenspitzen	8–10 Wiederholungen
»Pferdetritt« – Beinlift aus dem Vierfüßlerstand	12–15 Wiederholungen pro Bein
Like a Dog – seitliches Beinheben aus dem Vierfüßlerstand	12–15 Wiederholungen pro Bein
Kurzhantelrudern	8–10 Wiederholungen pro Arm
Frontheben mit Kurzhanteln	8–10 Wiederholungen pro Arm
Bizepscurl	12–15 Wiederholungen
Dips am Stuhl	8–10 Wiederholungen
Schwangeren-Planking	8–10 Wiederholungen
Seitliche Planks	2 Mal 20–25 Sekunden halten pro Seite
Seitliche Crunches	6–8 Wiederholungen pro Seite
Beckenlift	8–12 Wiederholungen

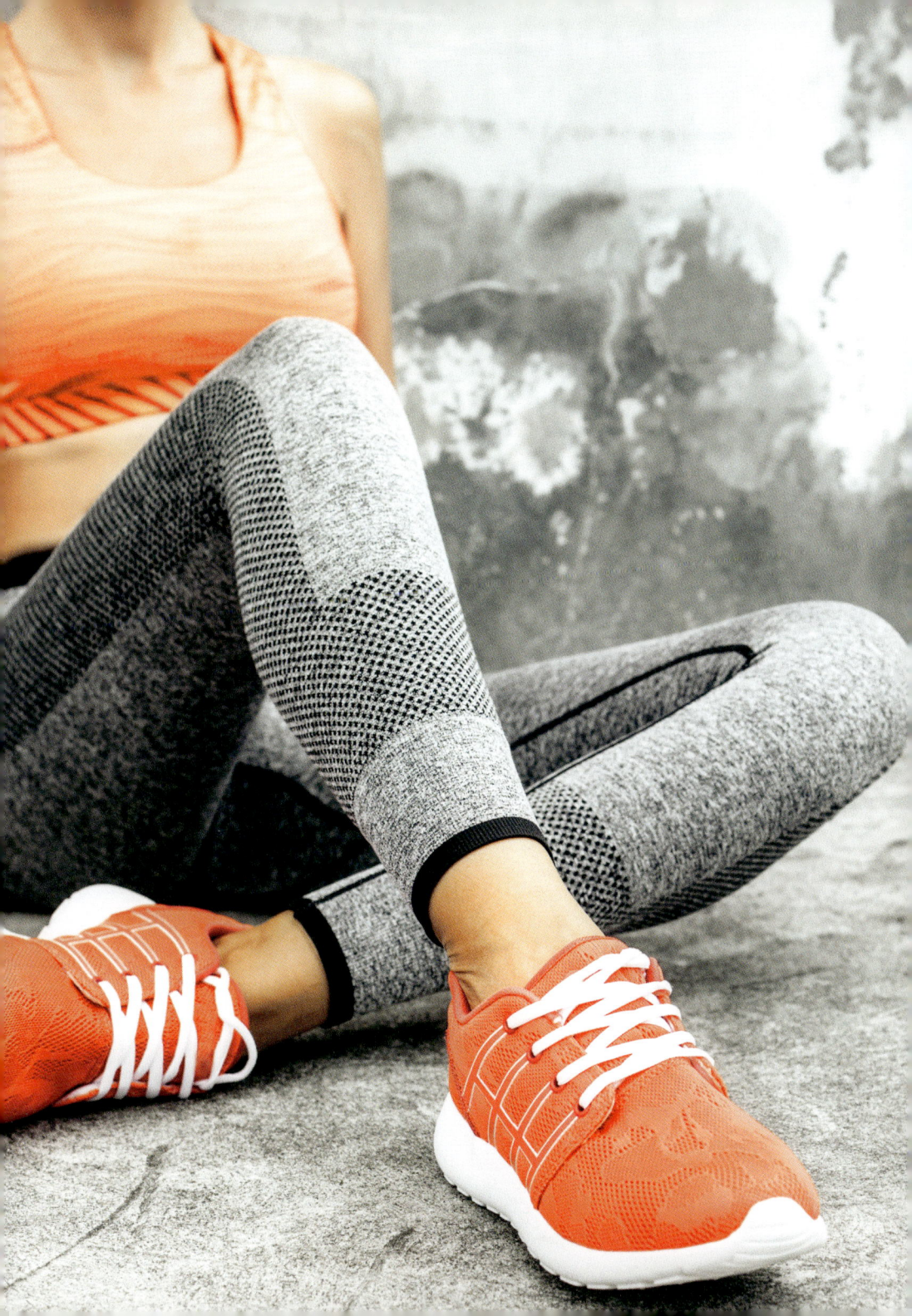

Schwangerschaftsmythen Teil I

Es gibt sie zur Genüge, diese hartnäckigen Schwangerschaftsmythen und Tipps für eine gesunde Schwangerschaft: »Bei Übelkeit wird es ganz sicher ein Mädchen«, »Auf gar keinen Fall den Bauch trainieren«, »In der Schwangerschaft wachsen die Füße«, »Deine Bauchform verrät das Geschlecht des Kindes«, »Wenn du viel ölst, bekommst du keine Schwangerschaftsstreifen« usw.

Was ist wahr, was schlichtweg falsch, woher kommen diese Ammenmärchen, und wohinter verbirgt sich vielleicht doch ein kleines Fünkchen Wahrheit?

Sport ist Mord? Schadet Sport in der Schwangerschaft?

Nein, im Gegenteil. Moderat und an das eigene sportliche Niveau sowie an den Fortschritt der Schwangerschaft angepasst, ist das Betreiben von Sport sogar empfehlenswert – und damit Glückwunsch zu diesem Buch! ☺

Schwangerschaftsstreifen kann man mit Cremes und Ölen verhindern.

Nein. Sogenannte Schwangerschaftsstreifen entstehen durch starke Dehnung des Bindegewebes und sind kleine Einrisse dicht unterhalb der Haut. Es sind zunächst rötliche Streifen, die im Verlauf der Zeit heller bis weiß werden, aber nicht mehr verschwinden. Es ist ein rein ästhetisches Problem, das vor allem Bauch, Oberschenkel, Po, Brust und Oberarme betrifft. Diese Streifen treten nicht nur in der Schwangerschaft auf, sondern z. B. auch bei schnellem Wachstum im Jugendalter, bei dem das empfindsame Bindegewebe aufgrund fehlender Elastizität dem Wachstumsschub nicht standhält. Gleiches gilt bei starker und rascher Gewichtszunahme.

Mit Ölen und Cremes kommt es durch die Massage zu einer besseren Durchblutung der Haut und des Bindegewebes, sodass die Elastizität der Haut optimiert wird und das Ausmaß der Dehnungsstreifen in gewissen Grenzen gehalten werden kann. Insgesamt ist die Einflussnahme aber gering und das Ausmaß an Streifen abhängig vom eigenen Gewebe.

Übelkeit bedeutet, dass es ein Mädchen wird.

Das wäre einfach. Es gibt Beobachtungen, dass Schwangere, die ein Mädchen erwarten, häufig an Schwangerschaftsübelkeit leiden. Das Evidenzlevel ist aber extrem niedrig. Wie bereits im Kapitel zum Unwohlsein beschrieben, ist die Ursache für die Übelkeit nicht geklärt.

Auch die Höhe des Schwangerschaftshormons Beta-hCG ist nicht – wie oft vermutet – different zwischen Müttern von Mädchen und Jungen, aber generell unterschiedlich hoch. Vermehrte Übelkeit und Erbrechen sind keine brauchbaren Marker zur Geschlechtsbestimmung.

Auf gar keinen Fall die Bauchmuskeln trainieren!

Falsch. Bauchmuskeln dürfen trainiert werden! Jedoch ist die Art des Bauchmuskeltrainings dabei entscheidend. Die klassischen Sit-ups sind nicht zu empfehlen und in der Schwangerschaft mit wachsendem Bauch ohnehin unkomfortabel. Kontraproduktiv sind sie im Wochenbett und in der Rückbildungszeit, also in den ersten 6 bis 9 Monaten nach der Geburt, da die geraden Bauchmuskeln (unser Sixpack) in der Schwangerschaft auseinandergedrängt werden und erst wieder von allein in die richtige Position rücken müssen. Um Bauchwanddefekte (Hernien) zu vermeiden, sollte man also warten, bevor man die geraden Bauchmuskeln auf diese Weise wieder trainiert.

Hingegen gibt es eine Vielzahl von Übungen – die auch hier im Buch dargestellt sind –, um ein intensives und effektives Bauchmuskeltraining auch ohne Sit-ups durchzuführen.

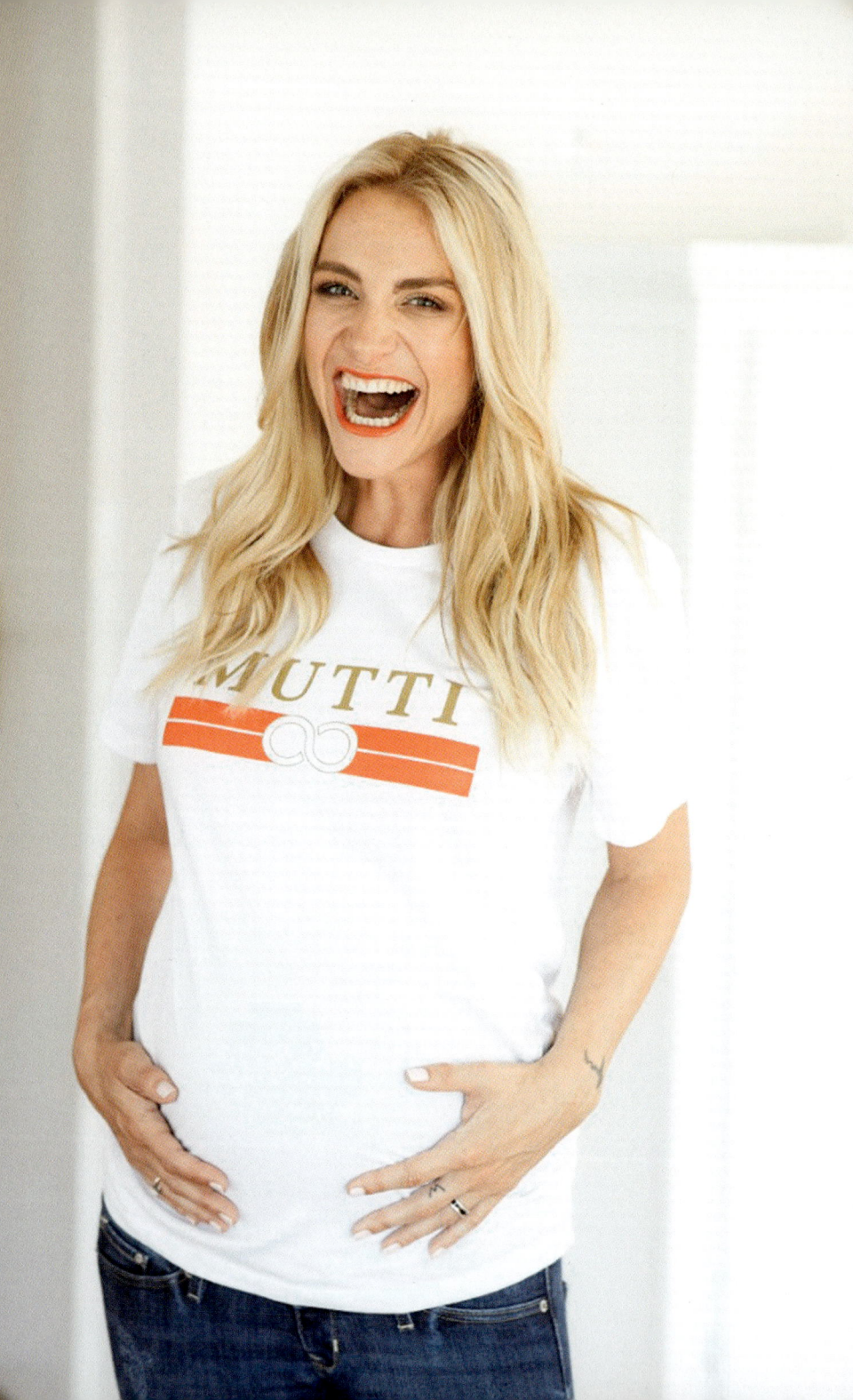

Zweites Trimester

Woche 14 bis Woche 27

Auf geht's in die zweite Runde!

Der vierte Monat bricht an, und ich staune. Bei mir ist das Thema Übelkeit vom Tisch. Auch der Schwindel ist Geschichte. Es war zunächst ein fast nicht wahrnehmbares Ausschleichen, ehe ich erleichtert feststellte: Ich muss mich nicht mehr übergeben. Ich kann gerade Strecken sicher und ohne Promilleschlenker zurücklegen.

Die Gerüche bleiben intensiv, aber ohne körperliche Folgereaktion. Heute weiß ich, dass diese innere Dysbalance eine Art hormoneller Vorbote auf die äußerliche Verwandlung war. Nach drei bis vier Monaten wölbt sich der Bauch, erst zart und andeutungsweise, nach einigen Wochen zunehmend wahrnehmbarer. Es versteht sich von selbst, dass der Körper auch dies nicht tut, ohne sich zu melden. Man möge mir ein zu sensibles Schmerzmanagement vorwerfen, aber wer wie ich nie ernsthafte Probleme mit Rücken oder Becken hatte, der wundert sich, dass es in diesen Regionen offenbar Nerven gibt. Und das nicht zu knapp. Alles dehnt sich und weitet sich und streckt sich. Ich kann im Tagesrhythmus dabei zusehen, wie sich die frontale Silhouette verändert. Das Stück zwischen Hals und Beinen wird zu einem gedehnten und geweiteten Rechteck. Die seitliche Silhouette wiederum erfährt im unteren Bauchbereich eine zunächst asymmetrische Ausdehnung, ehe sie auf den Oberbauch übergeht und sich schließlich in eine stattliche Wölbung hineinentwickelt, die den gesamten Bereich Brust abwärts erfasst.

Die Brust. Auch ein schönes Thema. Als der liebe Gott die großen Brüste vergeben hat, fehlte ich offenbar unentschuldigt. Mit Beginn der Schwangerschaft habe ich einen Eindruck davon erhalten, was möglich gewesen wäre. Es versteht sich von selbst, dass spätestens jetzt die sportlichen Aktivitäten auf natürliche Weise den veränderten äußerlichen Gegebenheiten angepasst werden. Alles, was ich früher mal als Kondition kannte, wird aktuell quasi pulverisiert. Es fällt zunächst schwer, das wirklich zu begreifen, aber in diesem Fall reicht ein Blick in den Spiegel, der signalisiert: Du veränderst dich, deine Kondition und Ausdauer verändern sich! Das Joggen durch den Park ist einem entspannten Spazierengehen gewichen. Die Zeiten des »höher, schneller, weiter« sind endgültig vorbei. Die Challenge ist längst nicht mehr, neue Bestwerte zu erringen, sondern bestenfalls anzukommen. Mit jedem Tag ein bisschen weniger. Trotzdem ist es möglich, bestimmte Muskelgruppen anzusprechen, den Rücken zu mobilisieren, um so auch Schmerzen zu lindern. Das funktioniert. Auspowern ist Geschichte, die Erschöpfung kommt schneller und unmittelbarer als erwartet. Man lernt, so man das nicht schon immer getan hat, seine Couch zu schätzen.

Ich habe mir für die Phase des Abhängens und Abliegens ein großes Stillkissen, liebevoll auch »Kissenwurst« genannt, gekauft. Ursprünglich erst für die Zeit nach der Geburt gedacht kann es aber schon jetzt sehr gute Dienste leisten. Es ist ein länglicher Kissenschlauch, der, unter den Bauch gelegt, das Gewicht aufnimmt und dabei, gleichzeitig zwischen beide Beine geklemmt, Rücken und Rumpf entlastet. Wunderbar! Das Kissen ist in der Regel mit Faserbällchen gefüllt und sorgt so für optimale Verteilung. Die reinste Wohltat und die reinste Wonne. Genauso wie Schokoküsse und Äpfel. Die vielleicht spektakulärste Heimsuchung, die mich im zweiten Trimester mit voller Wucht trifft. Unvorbereitet. Aber schön. Da entwickle ich relativ zügig Wettkampfqualitäten. Mit Schokoküssen und Äpfeln könnte ich mich praktisch rund um die Uhr verlustieren.

Das zweite Trimester ist Rückenschmerz, Herausforderung, Genuss und Entspannung. Genau darauf sind die zwölf Übungen auf den nächsten Seiten ausgerichtet. Kräftigung und Mobilisierung deines Rückens, Rumpfes und der Beine, um Zwicken und Wehwehchen zu vertreiben. Ich wünsche dir viel Spaß damit.

Das hat es mit den Mutterbändern auf sich

»Die Gebärmutter wächst gerade ordentlich.« Diesen Satz hören fast alle werdenden Mamis von mir, wenn sie über ein ordentliches Ziehen in den Leisten oder im Bereich des Kreuzbeines berichten. Das tritt während der Schwangerschaft immer mal wieder auf, kann sehr unangenehm sein und löst oft die Sorge von vorzeitigen Wehen aus.

In den meisten Fällen handelt es sich aber eben um einen Wachstumsschub des Uterus, der während der Schwangerschaft um das 20- bis 30-Fache (!) wächst. Der »Aufhängeapparat« der Gebärmutter, bestehend aus verschiedenen starken und derben Bindegewebssträngen, findet seine Ankerpunkte an verschiedenen Bereichen des kleinen Beckens. Insbesondere an den seitlichen Beckenwänden und am Kreuzbein kommt es dann zu einem ordentlichen Zug auf die Bänder, wenn die Größe und das Gewicht des Uterus zunehmen. Dieser Zug ist mitunter sehr schmerzhaft, aber lässt dann auch relativ schnell wieder nach.

Wichtig ist tatsächlich, ihn von vorzeitigen Wehen zu unterscheiden. Dabei kommt es zu einem immer wiederkehrenden schmerzhaften »Hartwerden« der Gebärmutter im Bereich der Mitte des Unterbauchs, das bei schlanken Patientinnen auch als deutliches »Aufbäumen« zu sehen ist. Diese Beschwerden gehören sofort abgeklärt. Davon abzugrenzen sind kurze, nahezu nicht schmerzhafte Kontraktionen des Uterus, die wiederum vollkommen unbedenklich bzw. physiologisch sind. Diese treten ab der 20./22. Schwangerschaftswoche immer mal wieder auf und haben keine Wirkungen auf den Gebärmutterhals oder Muttermund.

Linderung bei ziehenden Schmerzen verschafft meist das richtige Maß zwischen Ruhe- und Bewegungsphasen (siehe auch die Übungen für das Becken und die Lendenwirbelsäule), gegebenenfalls ein unterstützendes Taping oder auch ein warmes Bad.

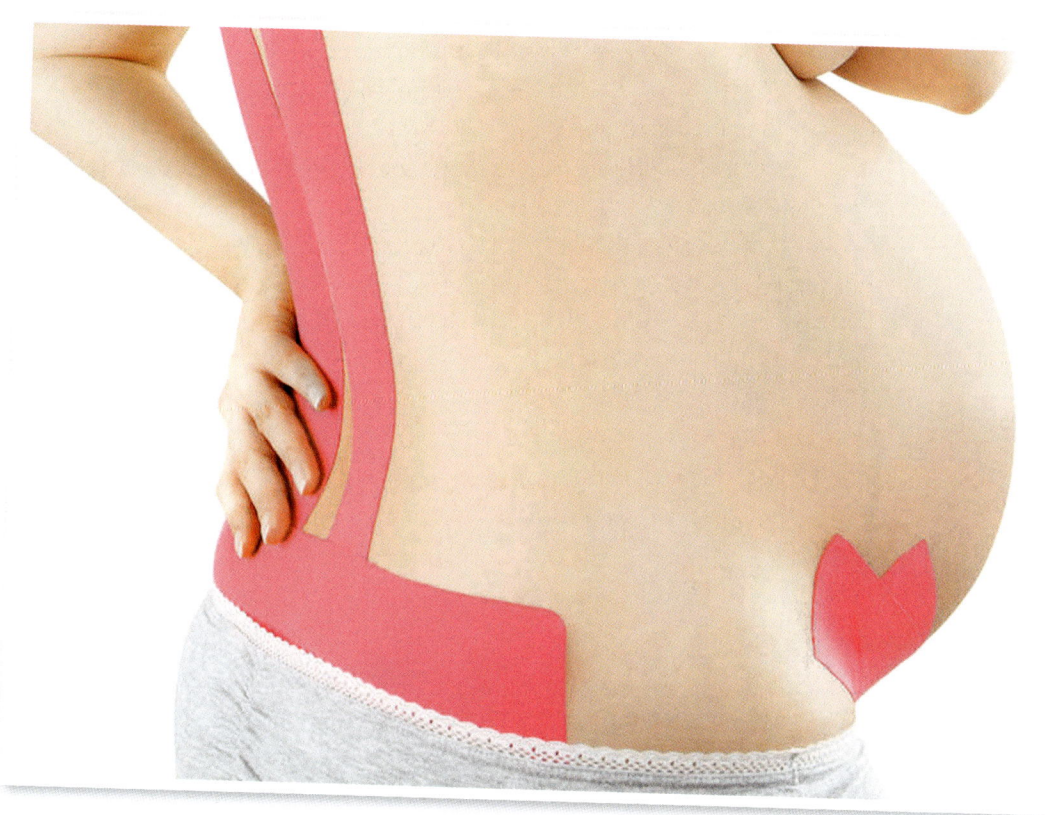

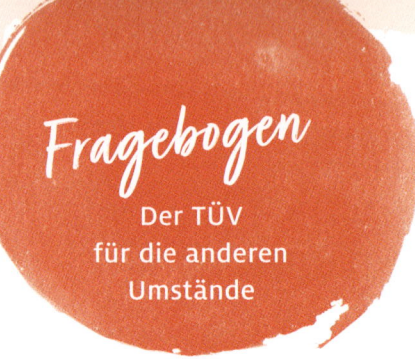

Fragebogen

Der TÜV
für die anderen
Umstände

Trimester 2

Bauchumfang: _____ cm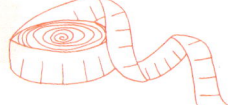

Gewicht: _____ kg

Gemütszustand:

Was bringt dich aktuell zum Platzen?

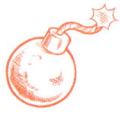

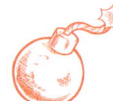

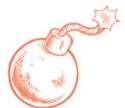

Platz für deine Fotos und Schnappschüsse

↙

Mit wem werde ich in Zukunft zusammen sporteln? Junge oder Mädchen?

Übungen für das zweite Trimester

Übung 1:
Sumo-Gang
➜ trainiert Po und Beine

Schlinge das Band um deine Knöchel, die Knie sind leicht gebeugt, und deine Füße stehen hüftbreit auseinander. Drücke deine Hände auf Brusthöhe gegeneinander. Mach mit dem rechten Bein einen Schritt nach rechts, dein linkes Bein folgt dem rechten gleich hinterher. Absolviere 6–8 solcher Seitschritte hintereinander und wechsle dann für 6–8 Seitschritte in die andere Richtung.

Wichtig beim Training mit Miniband: Damit das Training effektiv wirkt, muss das Band schon in der Ausgangsposition – also vor Übungsbeginn – auf Spannung sein.

Diese Übung geht selbstverständlich auch ohne Band. Absolviere einfach mehrere Seitschritte mit gebeugten Knien, ohne abzusetzen, erst in die eine, dann in die andere Richtung.

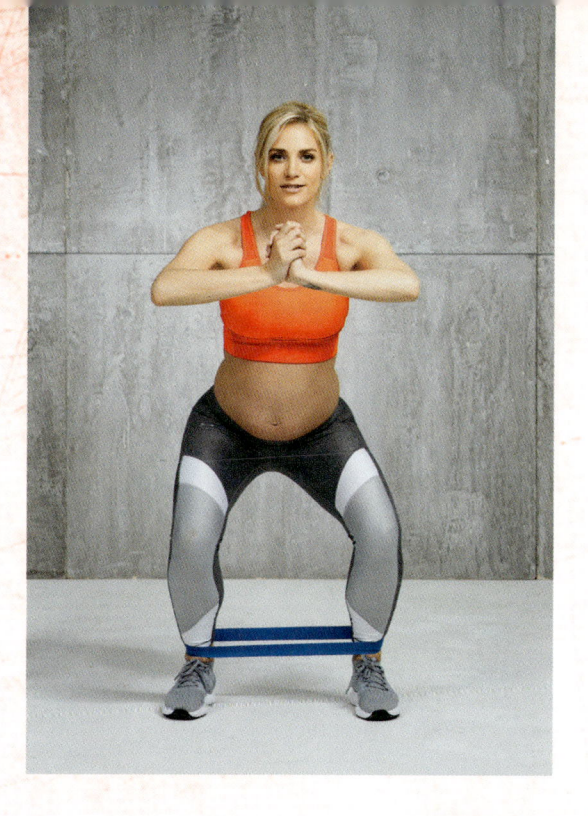

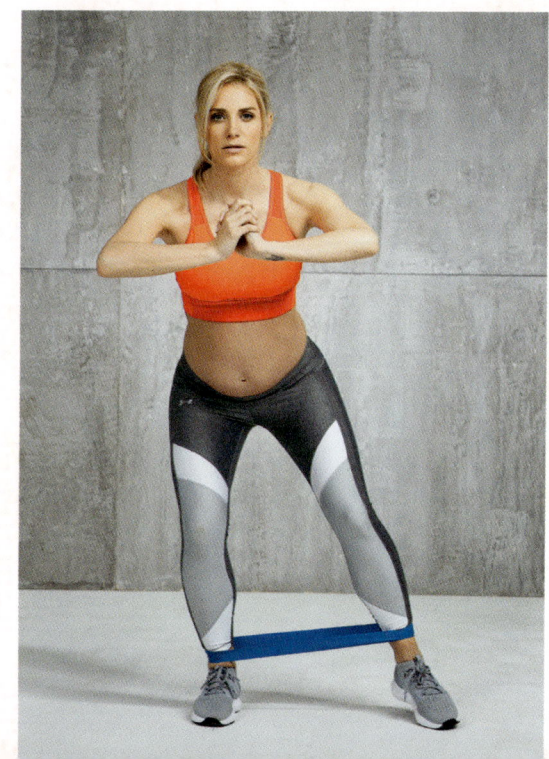

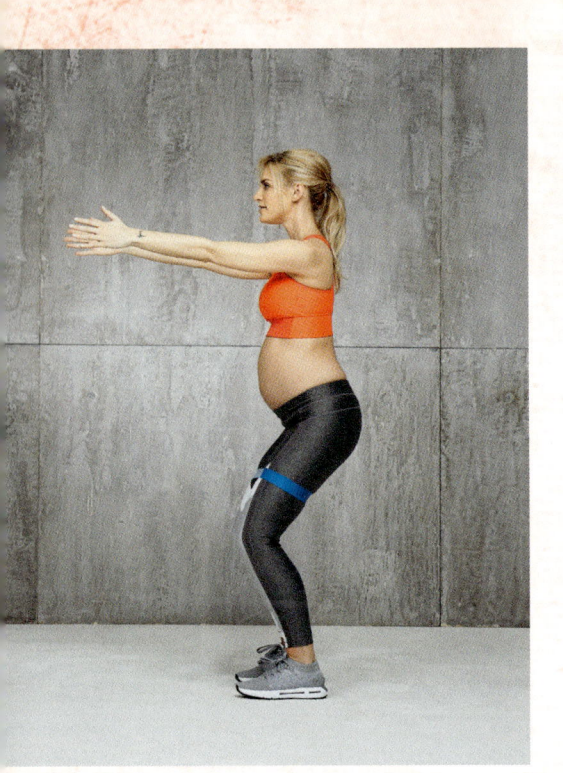
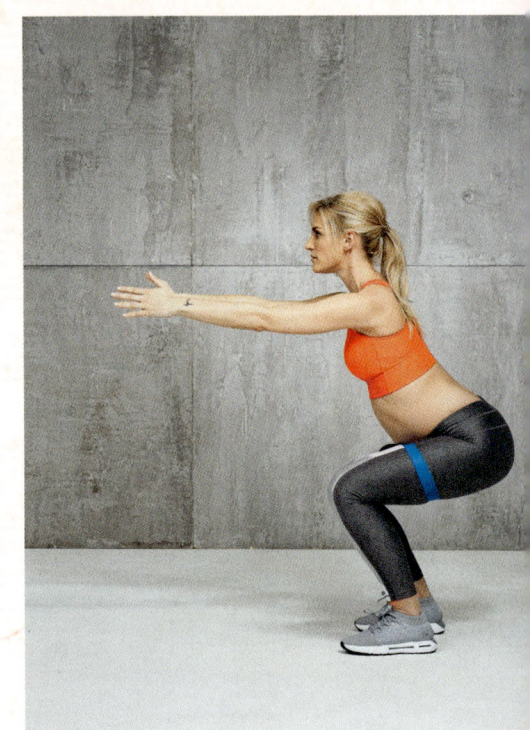
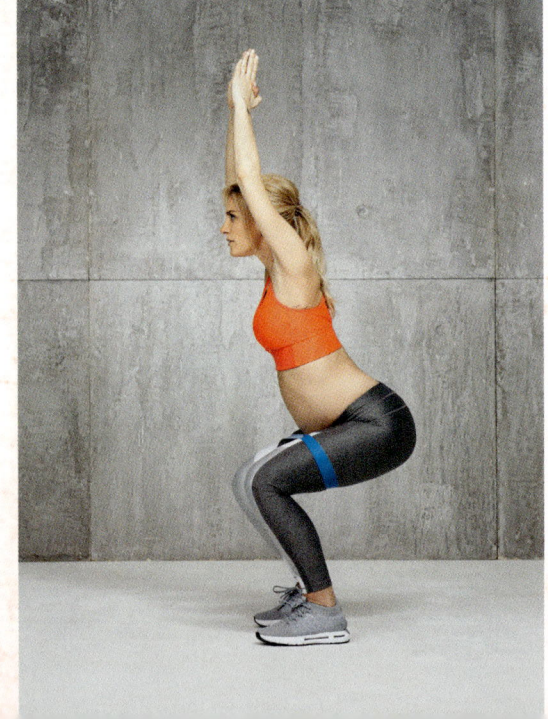

Übung 2:
Kniebeuge mit Band
→ trainiert Beine, Po und
unteren Rücken

Lege das Band oberhalb des Knies an und strecke die Arme auf Schulterhöhe nach vorne aus. Beuge nun deine Knie, so weit es dir angenehm ist, und senke gleichzeitig den Po so weit wie möglich nach hinten unten ab. 6–8 Wiederholungen.
Diese Übung funktioniert selbstverständlich auch ohne Band.

Achte darauf, dass während der gesamten Übung deine Oberschenkel gegen die Spannung des Minibands nach außen drücken.

Power-Zusatzvariante: Strecke in der tiefen Kniebeuge beide Arme nach oben aus, falte deine Hände über dem Kopf und absolviere kleine tiefe Kniebeugen möglichst ohne Pause hintereinander weg. 6–8 Wiederholungen.

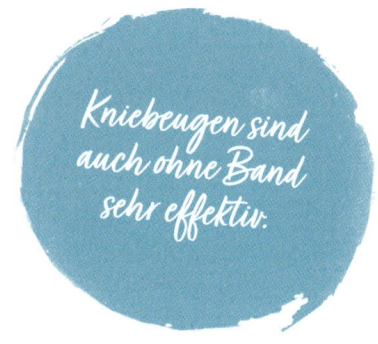

Kniebeugen sind auch ohne Band sehr effektiv.

Beinlift im Stehen mit Band
→ trainiert Beine und Po

Steh aufrecht, die Füße hüftbreit auseinander, und lass deine Arme locker seitlich neben deinem Körper hängen. Lege das Band knapp oberhalb der Knie an, löse das rechte Bein vom Boden und drücke es gegen den Widerstand des Bands zur Seite. Halte deinen Rücken bei dieser Ausführung stets gerade und drücke das Knie des Standbeins stets nach außen, damit es nicht nach innen kippt! 6–8 Wiederholungen pro Beinseite.

Diese Übung geht selbstverständlich auch ohne Band.

Warum mit Miniband trainieren?

Diese bunten Bänder stellen das kleinste Fitnessstudio der Welt dar, passen in jede Handtasche, sind unkompliziert im Handling, und man benötigt keine Trainingspartner – ideal für uns Schwangere. Die Intensität lässt sich auch während der Übungsausführung spielend justieren. Wenn ihr merkt: »Puhh, okay, habe mich doch etwas überschätzt mit der Kraft«, einfach etwas Spannung vom Miniband lösen und weitermachen mit der Übung.

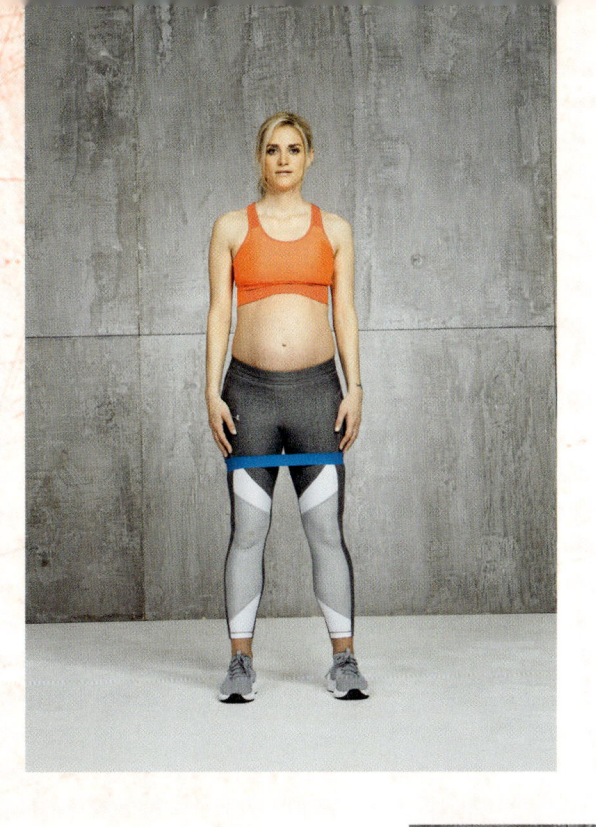

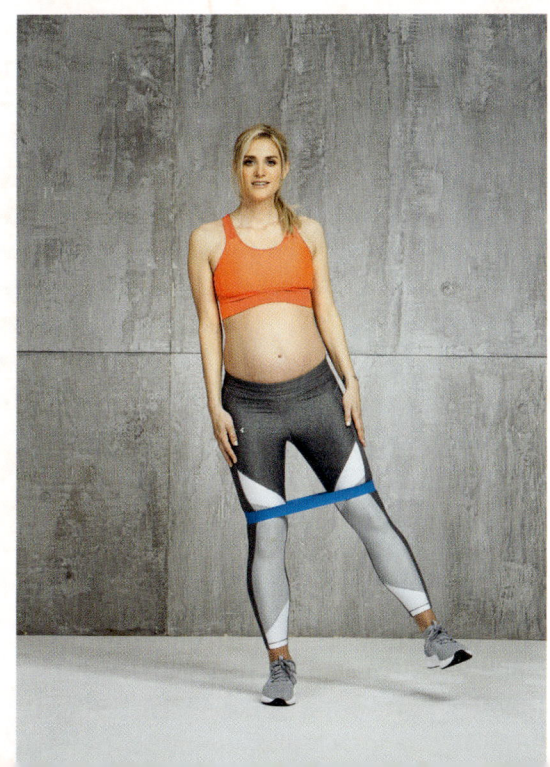

Übung 4:
Schulteraußenrotation mit Band
➜ trainiert Schultern, Rumpf und Arme

Steh aufrecht, die Füße schulterbreit auseinander. Lass deine Arme locker neben dem Körper hängen und beuge beide Knie ganz leicht. Halte das Miniband so in deinen Händen, dass deine Handgelenke und Ellbogen eine Linie bilden, und zieh es auf Brusthöhe straff. Zieh nun das Band gleichzeitig mit beiden Händen nach außen und achte darauf, dass deine Oberarme während der gesamten Übung ganz eng am Körper bleiben. 12–15 Wiederholungen, kurze Pause und noch mal von vorn beginnen.

Luft anhalten verboten! Atme während der Übungsausführung ruhig durch Mund und Nase, so wird dein Bauch nicht hart und verspannt nicht!

Als Alternative zum Band kannst du auch ganz einfach eine Kordel, Schnur oder ein großes zu einer Rolle zusammengedrehtes Handtuch verwenden.

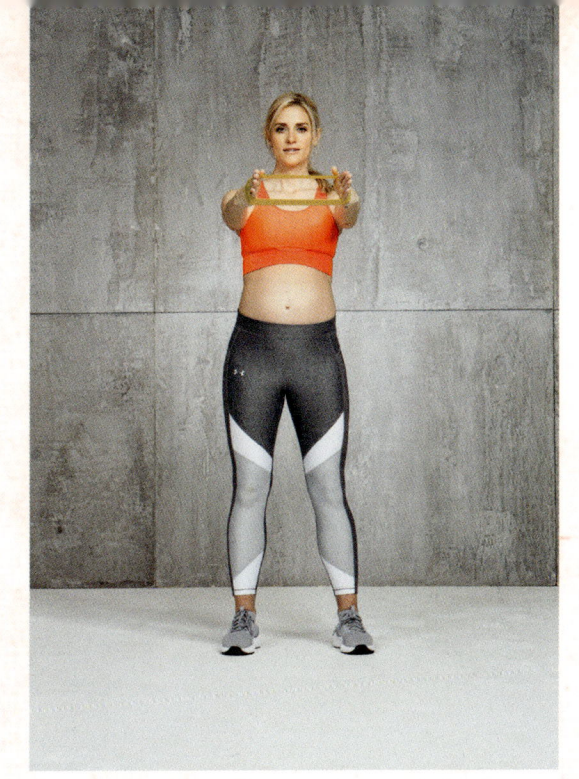

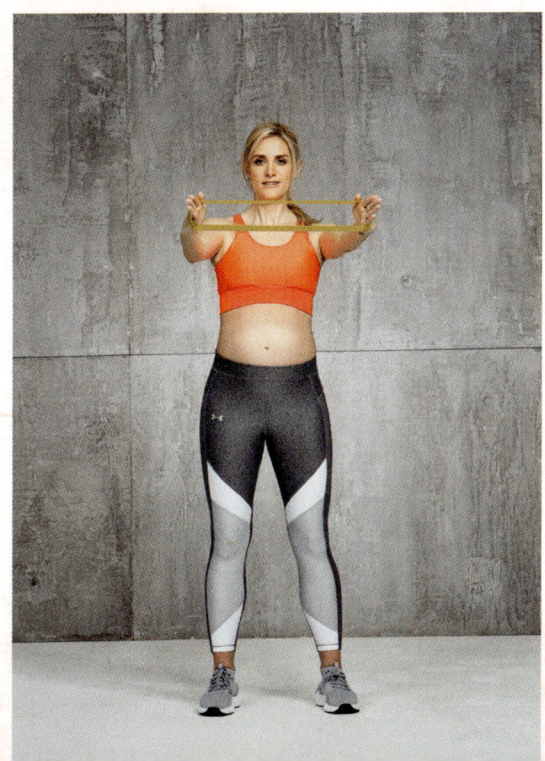

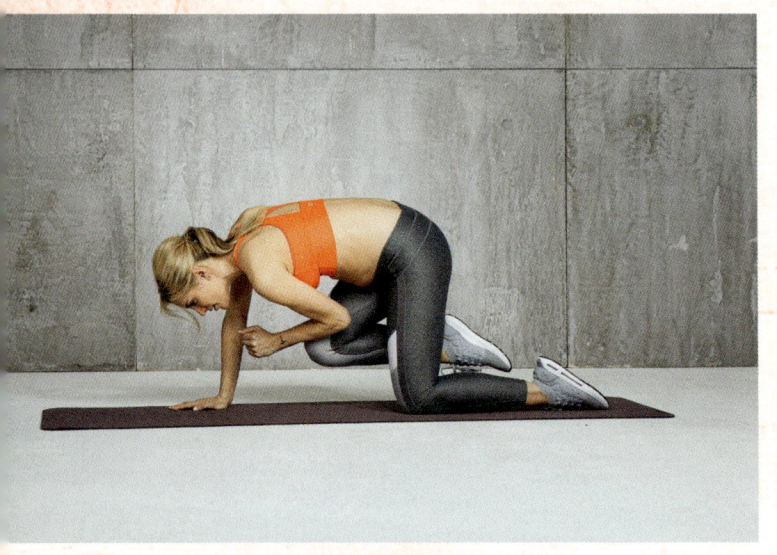

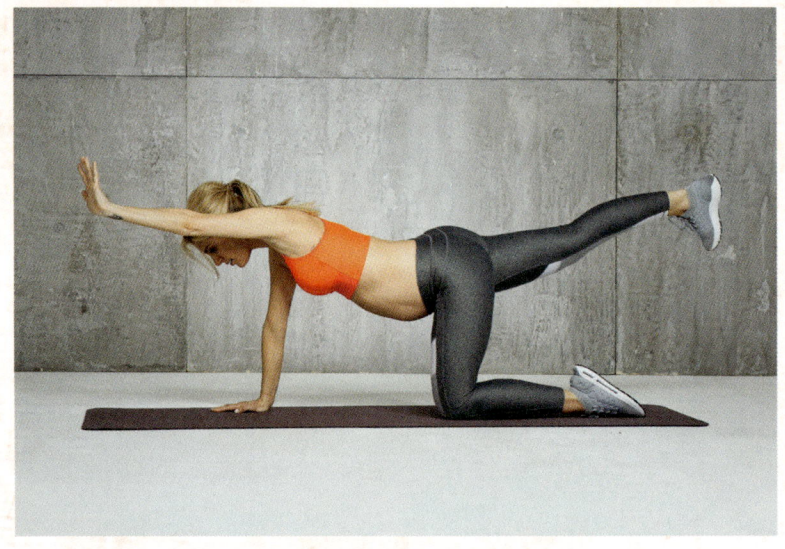

Übung 5:
Diagonale im Vierfüßlerstand
→ Ganzkörperübung, Rücken

Nimm den Vierfüßlerstand ein, die Handgelenke stellst du unter den Schultern und die Knie im 90-Grad-Winkel unter deinen Hüften auf. Halte den Rücken gerade, sodass der Körper eine parallele Linie zum Boden bildet. Führe beim Einatmen deinen linken Ellbogen und das rechte Knie zu deinem wachsenden Bauch. Knie und Ellbogen werden dabei gebeugt, und dein Rücken rundet sich zu einem Katzenbuckel. Beim Ausatmen streckst du dann deinen linken Arm langsam nach vorne und gleichzeitig das rechte Bein nach hinten aus. Wiederhole diese Bewegung 6–8 Mal und wechsle dann die Seite.

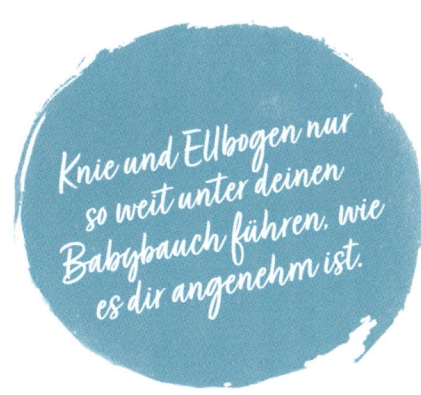

Knie und Ellbogen nur so weit unter deinen Babybauch führen, wie es dir angenehm ist.

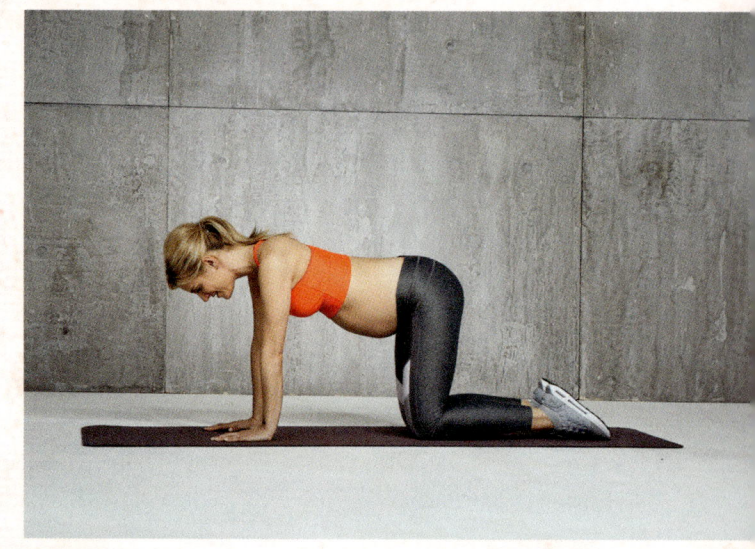

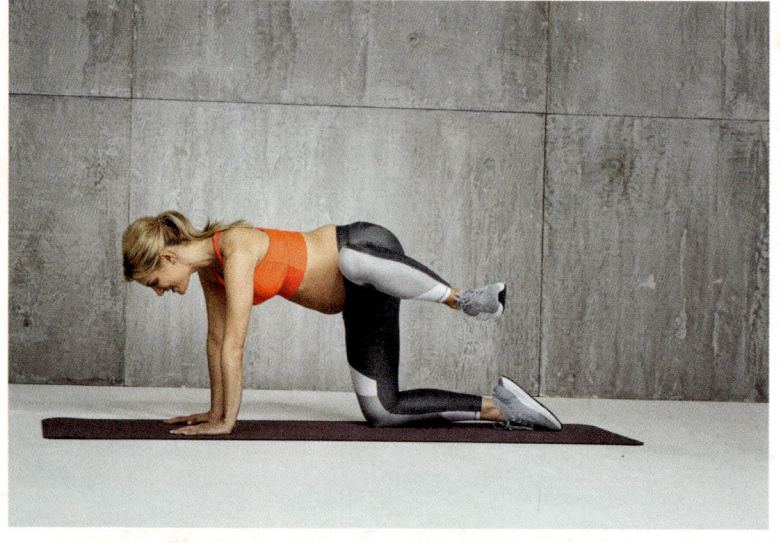

Übung 6:
Like a Dog – seitliches Beinheben
aus dem Vierfüßlerstand
→ trainiert Po, Beine und Rumpf

Nimm den Vierfüßlerstand ein, die Handgelenke stellst du unter den Schultern und die Knie im 90-Grad-Winkel unter deinen Hüften auf. Halte den Rücken gerade, sodass der Körper eine parallele Linie zum Boden bildet. Hebe das linke Bein mit gebeugtem Knie so weit zur Seite an, bis sich dein linkes Knie in etwa auf Höhe deines Beckens befindet. Verharre 1–2 Sekunden in dieser Position, senke das Knie langsam wieder zum Boden ab und beginne die Ausführung erneut. Pro Beinseite 12–15 Wiederholungen.

➜ trainiert Po und seitliche
Oberschenkel

Leg dich mit deiner rechten Körperhälfte seitlich auf den Boden, der linke Arm liegt unter deinem Kopf, der rechte ausgestreckt auf deinem Körper, und deine beiden Beine liegen locker aufeinander. Hebe das linke Bein langsam nach oben an und senke es langsam wieder ab. Diese Ausführung wiederholen wir 10–12 Mal und wechseln dann die Seite.

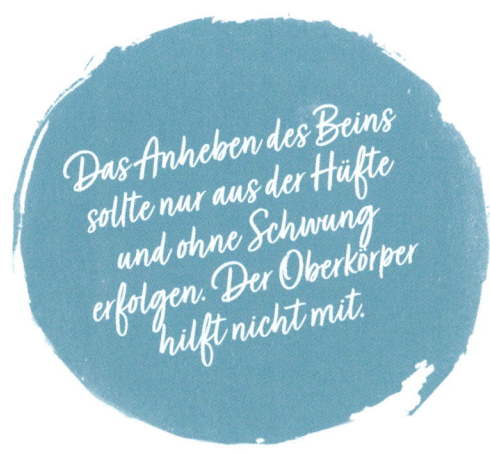

Das Anheben des Beins sollte nur aus der Hüfte und ohne Schwung erfolgen. Der Oberkörper hilft nicht mit.

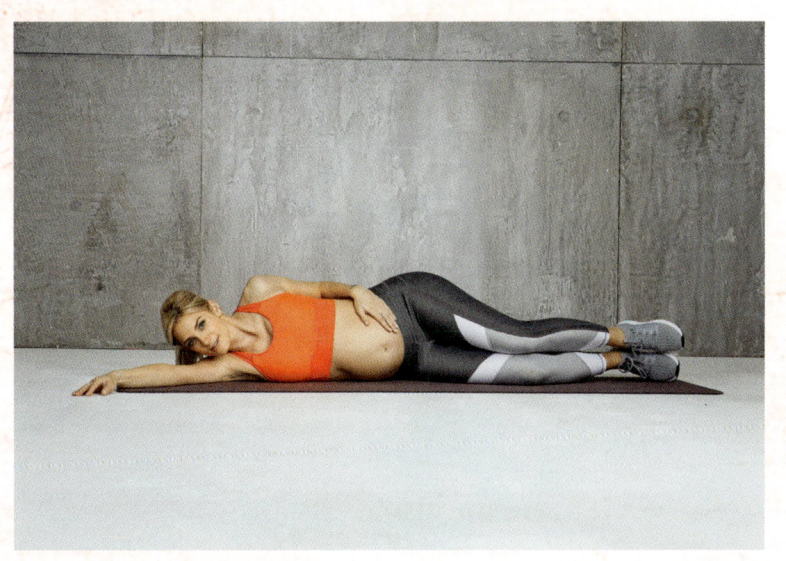

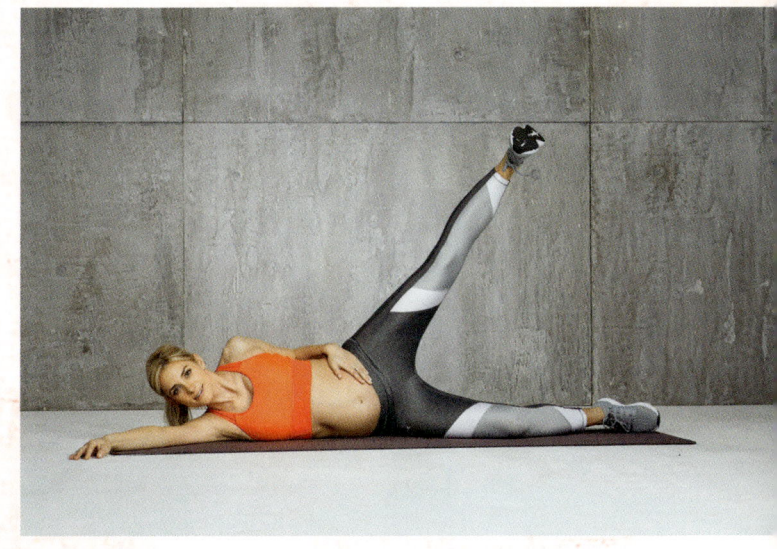

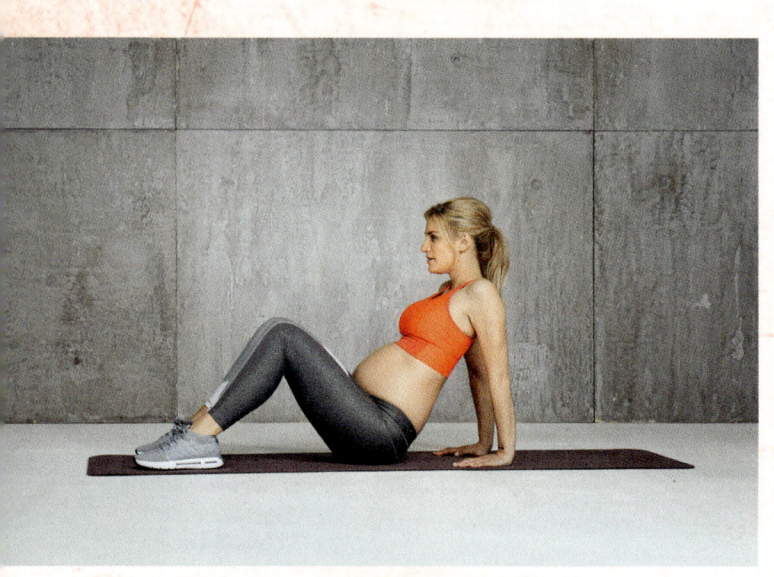

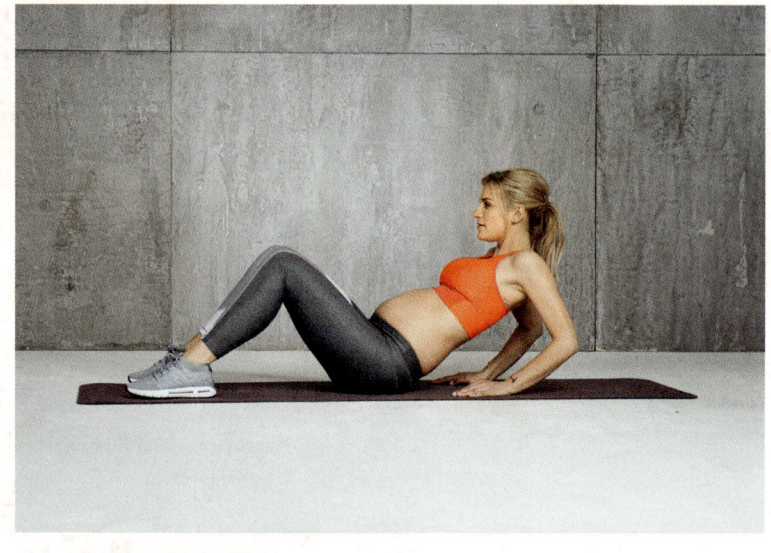

Übung 8:
Dips am Boden
→ trainiert Arme und Brustmuskulatur

Setz dich auf den Boden und stell deine Beine angewinkelt und hüftbreit vor dir auf. Mit den Armen stützt du dich hinter deinem Körper ab, dabei zeigen die Ellbogen nach hinten, und deine Handgelenke sind unter den Schultern aufgestellt. Stütze dich nun kraftvoll mit Armen und Beinen ab, sodass sich der Po eine Handbreit vom Boden ablöst und dein Körpergewicht auf die Arme verlagert. Beuge und strecke langsam und kontrolliert deine Ellbogen und halte den Po oberhalb des Bodens. 8–10 Wiederholungen.

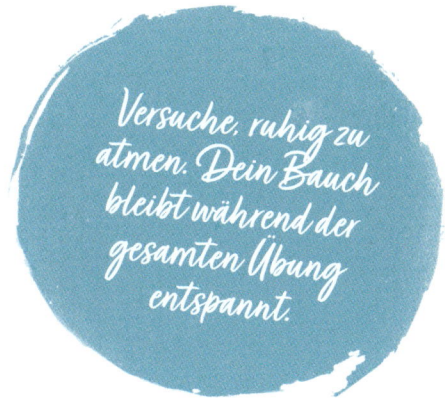

Versuche, ruhig zu atmen. Dein Bauch bleibt während der gesamten Übung entspannt.

Übung 9:
Schulterbrücke
➜ trainiert Po, Beine und Rücken,
öffnet/löst den Brustbereich

Nimm die Rückenlage ein, deine Füße stehen hüftbreit auseinander, und die Arme liegen mit den Handflächen zum Boden locker neben deinem Körper. Heb dein Becken so weit an, bis Oberschenkel und Oberkörper eine Gerade bilden. Schenkel, Waden und Po sind angespannt, dein Bauch jedoch bleibt locker und entspannt.

6–8 Sekunden in dieser Position verweilen und das Becken langsam wieder zum Boden absenken. 6–8 Wiederholungen.

Wenn es dir schwerfällt, längere Zeit in der Endposition zu verweilen, dann leg dir ein dickes Kissen unter den Po!

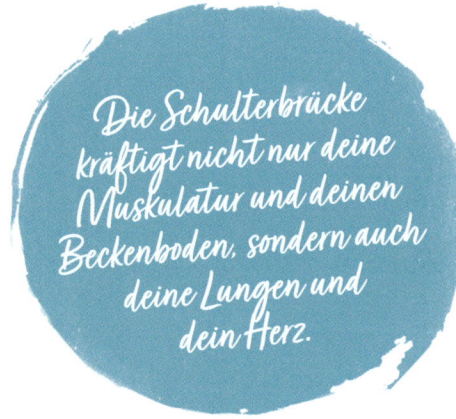

Die Schulterbrücke kräftigt nicht nur deine Muskulatur und deinen Beckenboden, sondern auch deine Lungen und dein Herz.

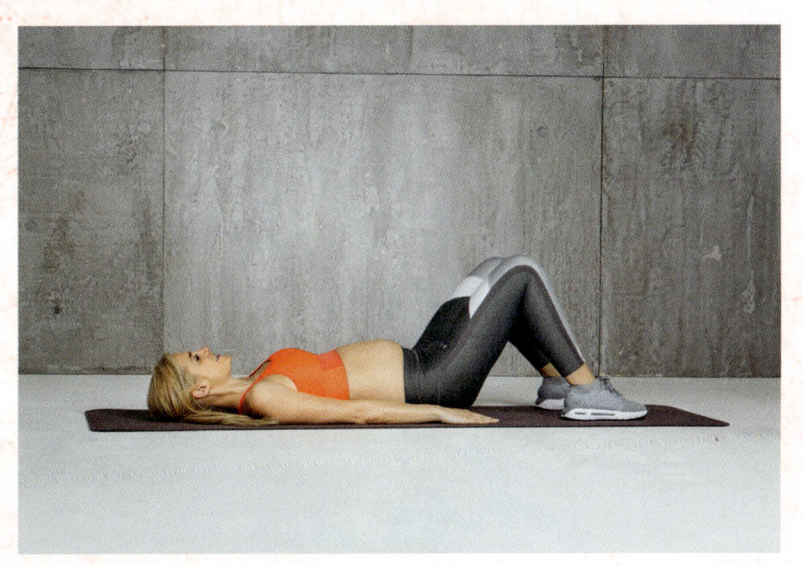

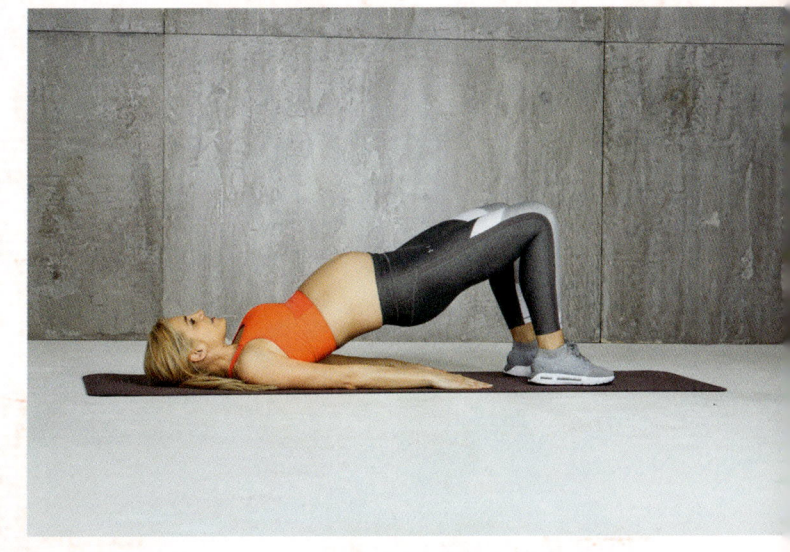

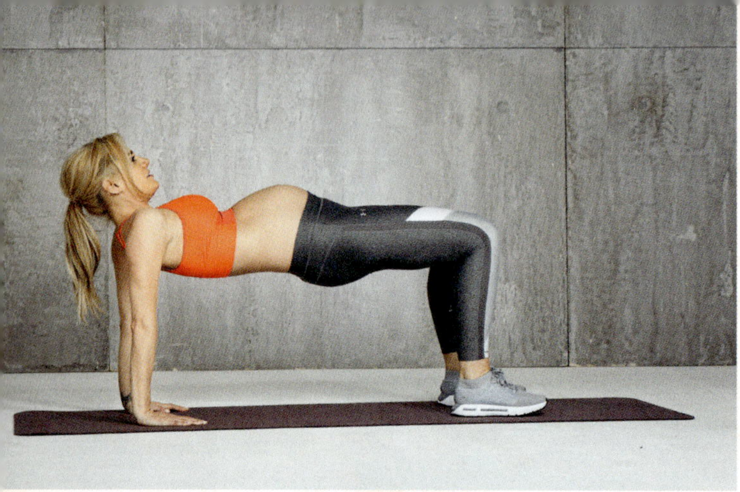

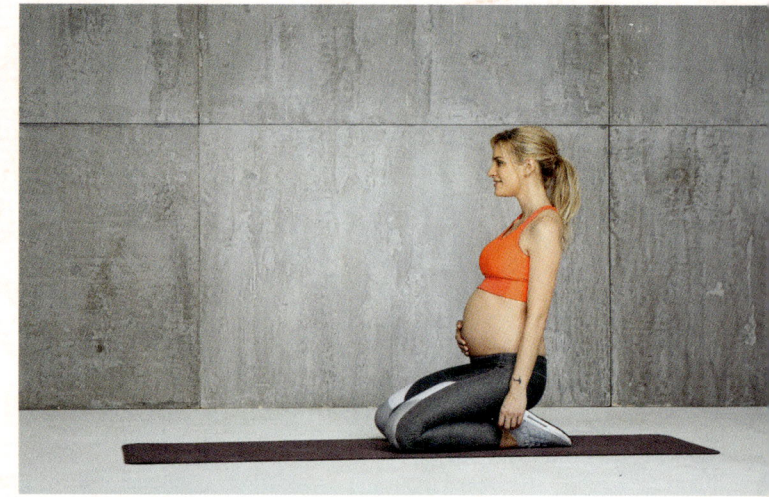

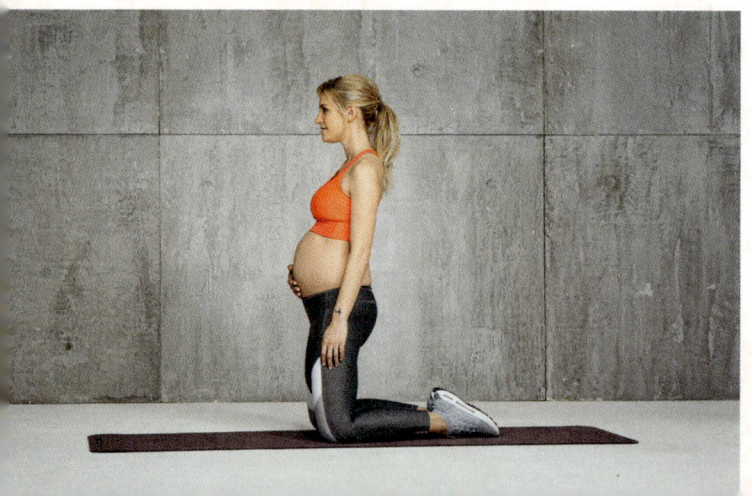

Übung 10:
Reverse Plank/umgekehrter Plank
→ trainiert Po und Rücken

Nimm die Rückenlage ein. Stütze dich dann mit den Armen und Beinen so vom Boden ab, dass deine Hände unter deinen Schultern und die Füße unter deiner Hüfte aufgestellt sind. Der Körper bildet dabei eine Parallele zum Boden. Halte diese Position 8–12 Sekunden.

Übung 11:
Lendenwirbel-Mobilisation im Kniestand & Kniesitz
→ Mobilisieren und Entspannen der Lendenwirbelsäule

Nimm den Kniesitz ein. Setz dich mit dem Po auf deine Fersen und richte deinen Oberkörper auf. Zieh nun deinen Bauchnabel nach innen, sodass sich deine Lendenwirbelsäule nach hinten wölbt.

Wechsle dann in den sogenannten Kniestand, indem du deinen Po anspannst und Oberschenkel und Becken aufrichtest. Wechsle zwischen Kniesitz und Kniestand 8–10 Mal.

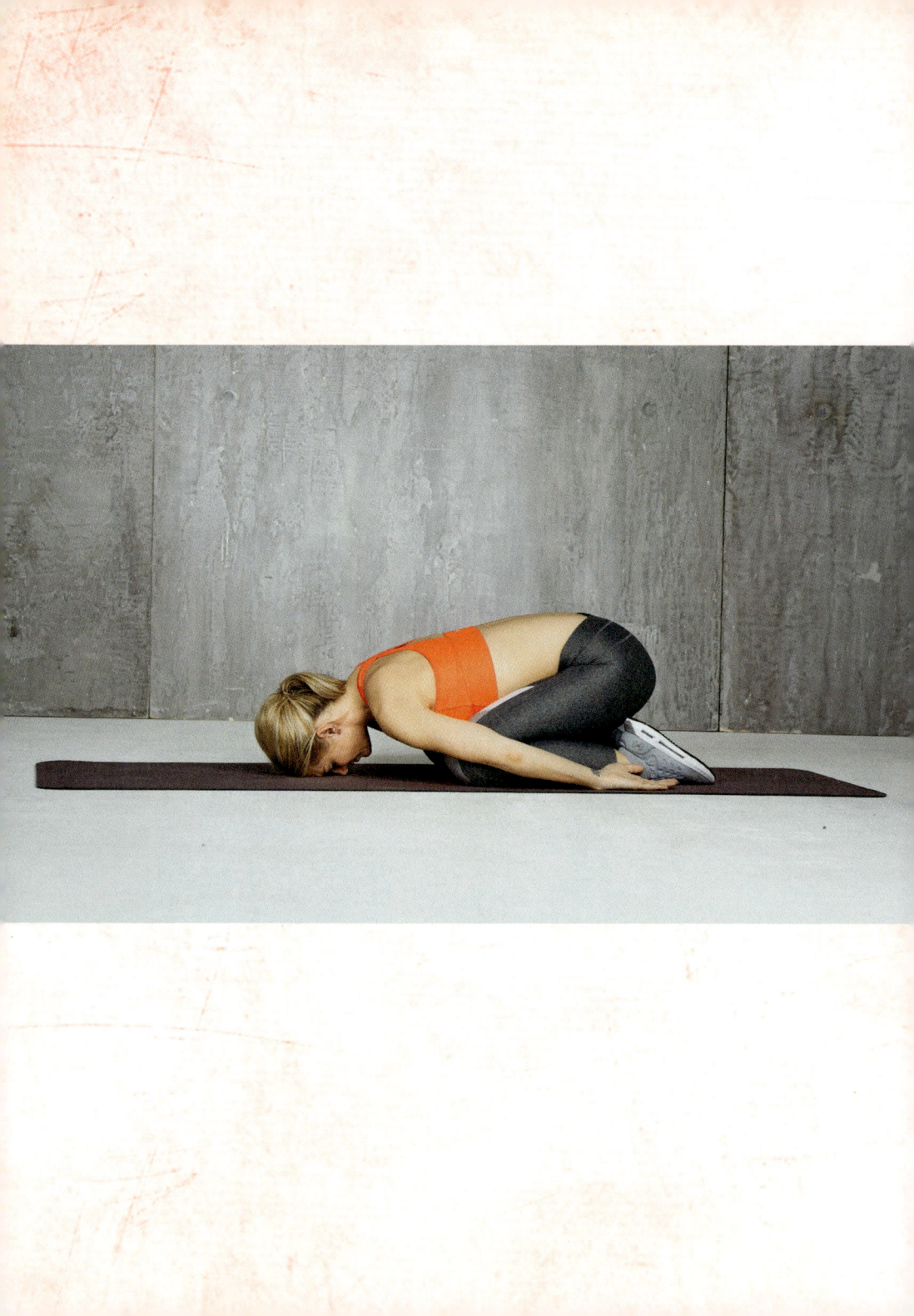

Übung 12:
»Kindshaltung«
➡ Mobilisieren und Entspannen
der Lendenwirbelsäule

Entspanne deinen Rücken! Nimm die sogenannte »Kindshaltung« ein, indem du, so gut es dir mit dem runden Bauch möglich ist, deinen Oberkörper zwischen deine Oberschenkel und Knie nach vorne hin ablegst. Deine Arme liegen dabei eng neben dem Körper und sind nach hinten ausgestreckt.

Verharre in dieser Position 15–20 Sekunden und konzentriere dich nur auf deine Atmung. Atme langsam und ruhig.

Je breiter du kniest (je breiter du deine Knie öffnest), desto mehr Platz hat dein Bauch!

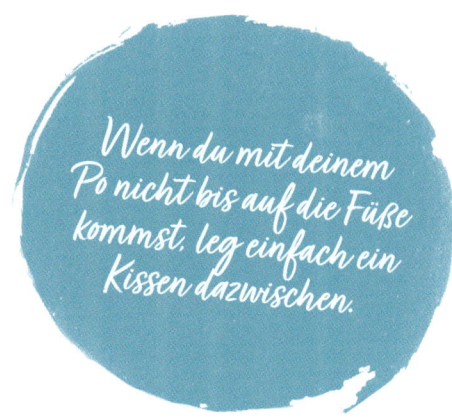

Wenn du mit deinem Po nicht bis auf die Füße kommst, leg einfach ein Kissen dazwischen.

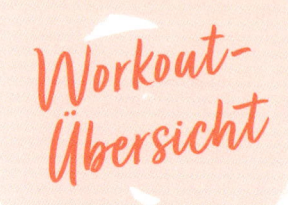

Workout-
Übersicht

Warm-up

Übung	Wiederholungen
Auf der Stelle treten	10 Wiederholungen pro Bein
Auf der Stelle treten + Armkreisen	10 Wiederholungen nach vorne
	10 Wiederholungen nach hinten
	10 Wiederholungen gegengleich
Auf der Stelle treten + Schulterkreisen	10 Wiederholungen
Auf der Stelle treten + Armkreisen mit ausgestreckten Armen	10 Wiederholungen
Knie anheben auf der Stelle	12–15 Wiederholungen
Anfersen	10–12 Wiederholungen
Beckenkreisen	5 Wiederholungen im Uhrzeigersinn
	5 Wiederholungen gegen den Uhrzeigersinn

Workout

Übung	Wiederholungen
Sumo-Gang	6–8 Seitschritte in jede Richtung
Kniebeuge mit Band	6–8 Wiederholungen
Beinlift im Stehen mit Band	6–8 Wiederholungen pro Bein
Schulteraußenrotation mit Band	2 Mal 12–15 Wiederholungen
Diagonale im Vierfüßlerstand	6–8 Wiederholungen pro Seite
Like a Dog – seitliches Beinheben aus dem Vierfüßlerstand	12–15 Wiederholungen pro Bein
Seitlicher Beinlift im Liegen	10–12 Wiederholungen pro Bein
Dips am Boden	8–10 Wiederholungen
Schulterbrücke	6–8 Wiederholungen
Reverse Plank / umgekehrter Plank	8–12 Sekunden halten
Lendenwirbel-Mobilisation im Kniestand & Kniesitz	8–10-Mal zwischen Kniesitz und Kniestand wechseln
»Kindshaltung«	15–20 Sekunden halten

Dr. med. Nina Sander klärt auf:

Schwangerschaftsmythen Teil 2

Essen für zwei

Gerne mal richtig zulangen, wenn einem danach ist, aber ansonsten: NEIN. Auch wenn die Mutter während der Schwangerschaft sich und ihr Kind versorgt, liegt der Mehrbedarf ab dem vierten Monat bei ca. 250 Kilokalorien. Das entspricht in etwa einem belegten Brötchen.

In der Schwangerschaft nur auf der Seite schlafen!

Nein, denn im Schlaf ist es kaum möglich, die Seitenlage einzuhalten. Glücklicherweise weiß unser Körper von ganz alleine, in welcher Position es ihm gut geht. Vor allem im letzten Drittel der Schwangerschaft kann bei zu langer Rückenlage das sogenannte Vena-cava-Kompressionssyndrom auftreten, bei dem die große und schwere Gebärmutter auf die große Bauchvene drückt und dadurch Übelkeit und Kreislaufstörungen hervorruft. Diese Symptome verschwinden rasch durch einen Lagewechsel, z. B. auf die Seite.

Drittes Trimester

Woche 28 bis zum Babyglück

Endspurt

28 Wochen sind um. Willkommen auf der Zielgeraden! Ich habe das Gefühl, mein Körper platzt aus allen Nähten, auch wenn sich die elf Kilo Zusatzgewicht wirklich in einem überschaubaren Rahmen halten, aber die eingeschränkten körperlichen Möglichkeiten machen mir zunehmend zu schaffen. Ich habe eine vage Vorstellung von dem, was sich unterhalb meines Bauches abspielt. Allein und ohne Zuhilfenahme eines Spiegels kann ich es nicht mehr sehen. Sportmediziner sagten mir, dass sich der Körperschwerpunkt mit zunehmender Schwangerschaft verschiebt. Ich habe eher das Gefühl, als würde der Körper mit zunehmender Schwangerschaft zu einem einzigen Schwerpunkt.

Auch die Herausforderungen werden zunehmend trivialer. Treppensteigen zum Beispiel. Ich habe schon in unschwangerem Zustand die Treppe den meisten Aufzügen vorgezogen, und das will ich auch weiterhin so handhaben. Ich kann nicht sagen, dass mich die Kurzatmigkeit mit plötzlicher Wucht überraschte, sie kam schleichend und zunehmend, allerdings im Verlauf des dritten Trimesters mit voller Härte. Jedes Stockwerk war eine neue Herausforderung. Dazu füllten sich Beine und Gelenke mit Wasser. Auch dieses Handicap erschwerte das Treppensteigen und sämtliche Bewegungen im Allgemeinen.

Ich werde täglich mit einem neuen Körperumfang konfrontiert, sodass selbst der Gang in den heimischen vier Wänden zwischen Büro, Wohnzimmer, Küche, Bad und Schlafzimmer eher einem Hindernislauf gleicht. Abstände von Möbeln und häuslichen Gegenständen waren im körperlichen Urzustand stimmig komponiert worden. Das stellte sich mit schwangerem Körper als so nicht mehr haltbar heraus. Am wohlsten fühle ich mich ehrlich gesagt im Wasser. Mit ebenjenem in den Beinen hilft schon mal eine schnelle kalte Dusche. Wann immer es meine Zeit erlaubt, springe ich in den nächstgelegenen Pool, See oder gehe in ein Schwimmbad. Überhaupt ist Schwimmen eine vorzügliche Entspannungstherapie.

Ich muss mich nun endgültig von dem verabschieden, was ich einst als Sport kennengelernt habe. Es geht ausschließlich noch um bestmögliche Entspannung beziehungsweise Entlastung zum Zweck des größeren Wohlbefindens. Es hilft und macht Spaß, aber vor allen Dingen hilft es. Ich habe eine ganze Reihe von Sachen ausprobiert. Schwangerschafts-Pilates beispielsweise. Auch wenn diese Form der Gruppengymnastik letztlich nichts für mich war, so habe ich doch einige wertvolle Tipps und Hinweise mit in die folgenden Übungen eingearbeitet. Bewusstes Atmen beispielsweise kommt im unschwangeren Leben eindeutig zu kurz.

Grundsätzlich habe ich mir alles erlaubt, was mir das Gefühl gab, dass es hilft. Mein Heißhunger auf Schokoküsse und Äpfel verflog im Übrigen so schnell, wie er gekommen war. Ich hatte grundsätzlich bei der Ernährung nicht das Gefühl, bewusst auf etwas verzichtet zu haben. Die Lust, gut und gerne zu essen, blieb mir in der kompletten Schwangerschaft erhalten. Gesund, ja, auch. Schokolade kann und will ich mir nicht verkneifen. Brutale Hungerattacken gingen an mir vorbei. Ich kann sagen, dass sich mein Essverhalten in der kompletten Zeit – bis auf die schockverliebte Phase mit den Schokoküssen und Äpfeln – praktisch nicht verändert hat. Der Flüssigkeitshaushalt bekam etwas sonderbare Züge, da er offenbar zu jeder Tages- und Nachtzeit bereit schien. Zwischen dem Impuls »Ich muss« zum erleichterten »Ich kann« durfte es häufig nur ein knapp bemessenes Zeitfenster geben. Das ließ mich viel Zeit im Umkreis sauberer Toiletten verbringen.

Aber um ehrlich zu sein, sind es letztlich nicht mehr als Tücken eines leicht modifizierten Alltags. Das Ziel ist wenige Wochen entfernt und großartiger und gewaltiger, als es jede Form des Sports sein könnte. Also arrangieren wir uns mit dieser Übergangsphase und lassen es uns damit so gut wie möglich gehen.

Das abschließende dritte Trimester visiert den »versteckten« Beckenboden an, so weißt du unter anderem auch für die anschließende Rückbildung schon mal, wo es langgeht. Ich erkläre dir, wo dieser Beckenboden eigentlich genau liegt und wie du ihn am besten ansteuerst.

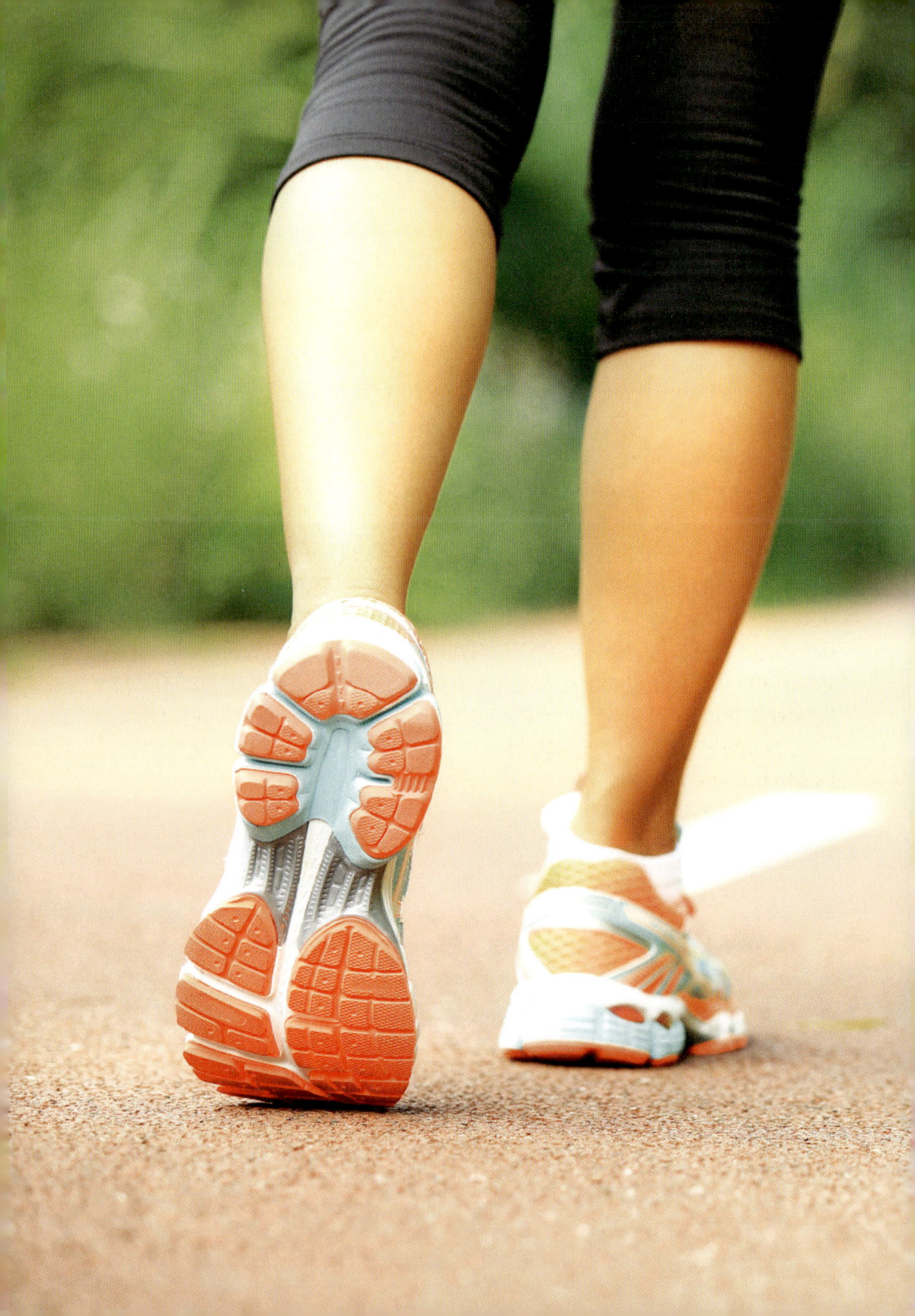

Darum fühlt sich jeder Gang in den 2. Stock wie ein Marathonlauf an

Nun schweife ich doch mal ein wenig in die Physiologie der Schwangerschaft ab, um das »So leicht aus der Puste kommen« zu erklären: Im Verlauf der Schwangerschaft kommt es durch die Erweiterung der Blutgefäße zu einem gewissen Blutdruckabfall (vielen Schwangeren wird zum Beispiel bei schnellem Aufstehen oder auch einfach nur so schwindlig). Diesem wirkt der Körper mit einer Steigerung des Blutvolumens um ca. 30 % entgegen. Das gesteigerte Volumen muss durch das Herz in den Körper gepumpt werden. Dabei kommt es zu einer gesteigerten Durchblutung vieler Organe, natürlich des Uterus, aber auch der Nieren und eben der Lunge. Hinzu kommt der erhöhte Sauerstoffbedarf in der Schwangerschaft, der über das Blut in die Organe gelangt und über die Atmung reguliert wird. Durch das gesteigerte sogenannte Atemzugvolumen und den zunehmenden Zwerchfellhochstand im Verlauf der Schwangerschaft kommt es dann zu Kurzatmigkeit.

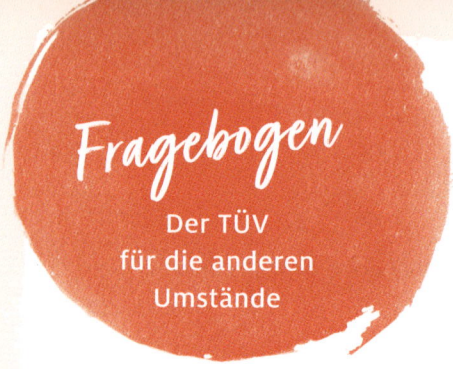

Fragebogen

Der TÜV
für die anderen
Umstände

Trimester 3

Bauchumfang: _____ cm

Gewicht: _____ kg

Gemütszustand: 😄 😊 😔 😞

Kann ich meine Fußspitzen sehen? ☐ Ja ☐ Nein

Weniger als 3 Toilettengänge pro Nacht? ☐ Ja ☐ Nein

Wie viele Treppenstufen schaffe ich ohne Pause? ☐ 5 ☐ 10 ☐ 15

Kann ich mir die Schuhe noch binden? ☐ Ja ☐ Nein

Muss mir die beste Freundin die Fußnägel lackieren? ☐ Ja ☐ Nein

Brauche ich einen Hocker in der Dusche,
um mich zu rasieren? ☐ Ja ☐ Nein

Ich gehe so oft schwimmen, mir wachsen
schon Schwimmhäute an den Händen. ☐ Ja ☐ Nein

Platz für deine Fotos
und Schnappschüsse

↙

Übungen für das dritte Trimester

3.-Trimester-Warm-up-Workout

Jede Bewegung fällt dir jetzt sicher zunehmend schwerer, daher verschmelzen in diesem Kapitel Warm-up- und Workout-Übungen. Mehr denn je stehen jetzt Gymnastik und Ruhe im Fokus, um Energie für die bevorstehende Zeit zu tanken.

Übung 1:
Beckenkreisen
➜ mobilisiert das Becken

Nimm einen hüftbreiten und lockeren Stand ein und stemme die Hände in deine Hüften. Beim Einatmen kippst du dein Becken nach hinten, der Oberkörper wird dabei etwas nach vorne gelehnt, und beim Ausatmen richtest du das Becken wieder nach vorne auf. Diese beiden Bewegungen lässt du zu einer Kreisbewegung verschmelzen.
Je 5 Wiederholungen im Uhrzeigersinn und dagegen.

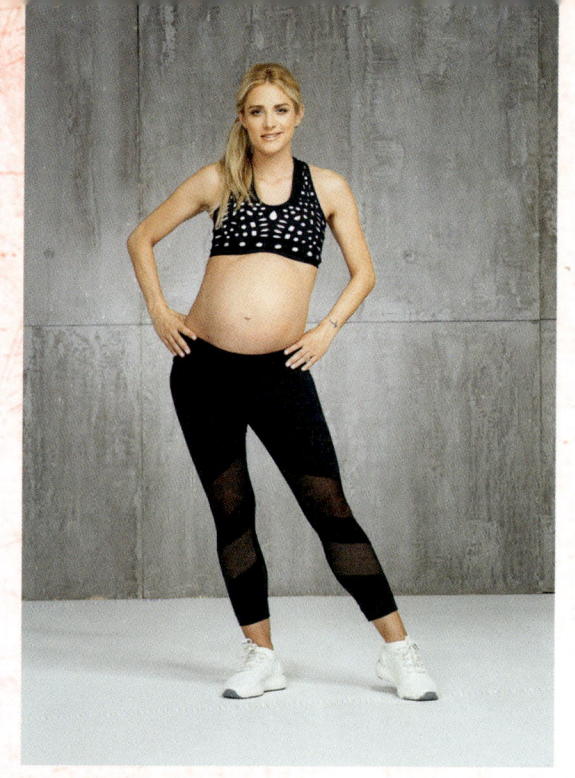

Mach nur so viele
Wiederholungen,
wie es für dich
angenehm ist.

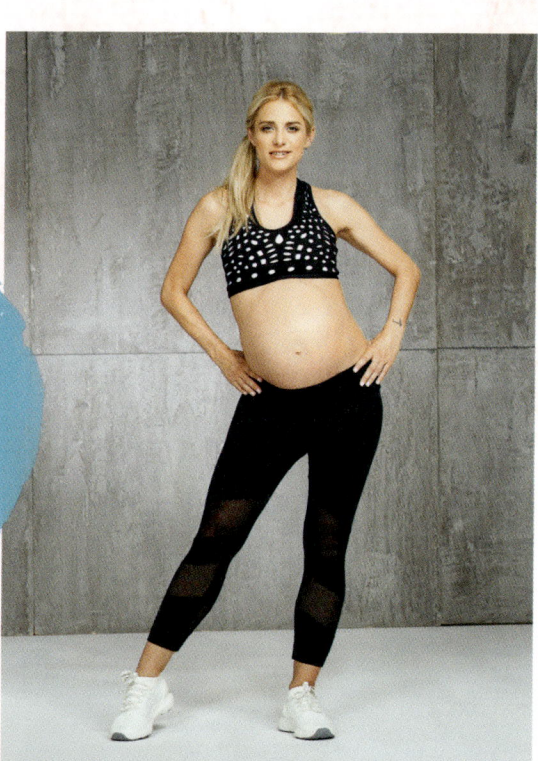

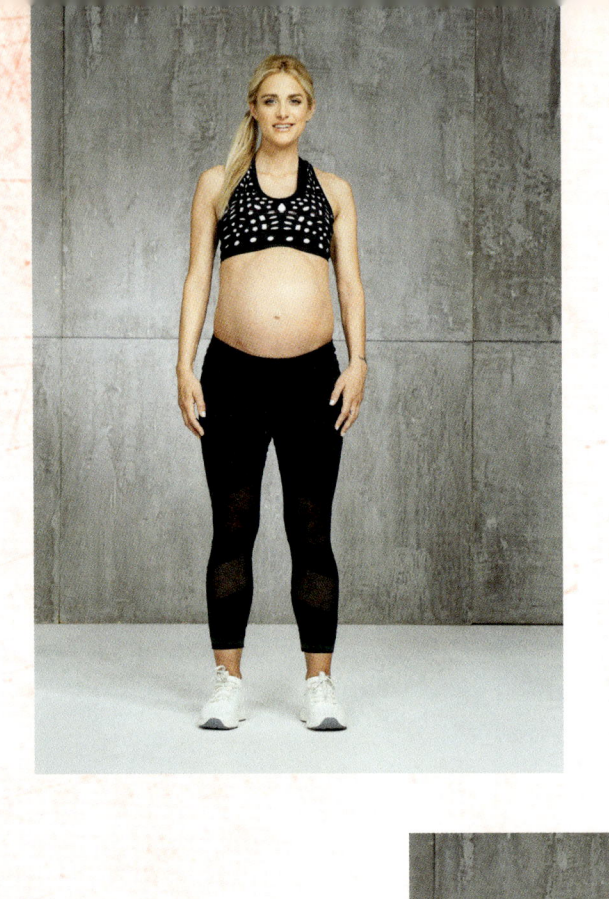

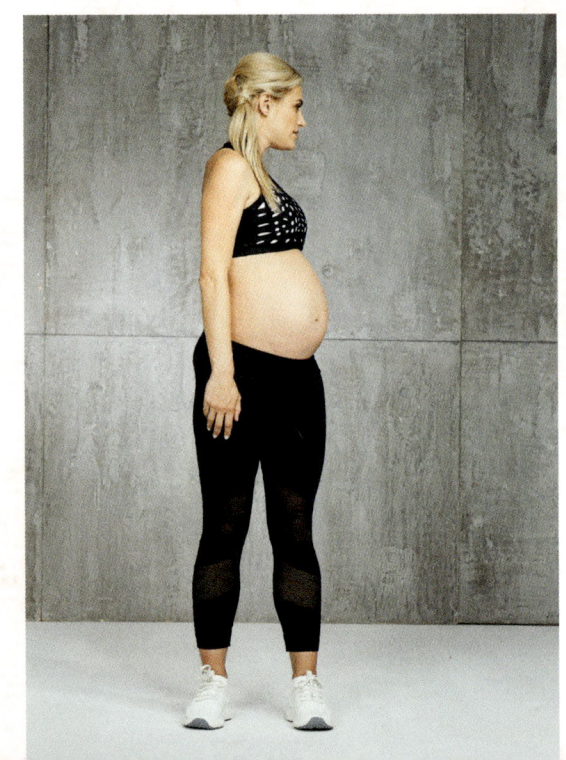

Übung 2:
Oberkörperdrehung
→ mobilisiert die Wirbelsäule

Drehe deinen Oberkörper im
Wechsel zur rechten und linken
Seite, bis es nicht mehr weitergeht.
Dein Kopf dreht sich in Verlängerung deiner Halswirbel langsam
mit. 5 Mal nach rechts und 5 Rota-
tionen nach links, und nach einer
kurzen Pause wiederholst du diese
Übung noch einmal.

Übung 3:
Schulter schließen & Schulter öffnen
→ mobilisiert den Schultergürtel

Aufrechter Stand, deine Arme hängen locker seitlich neben dem Körper. Zieh die Schultern langsam nach vorn, der Kopf neigt sich dabei ebenfalls leicht nach vorn, und dreh deine Handrücken zu den Oberschenkeln. Nun öffne deine Schultern langsam, indem du sie so weit wie möglich nach hinten schiebst. Dabei nähern sich deine Schulterblätter einander an, und deine Handflächen zeigen jetzt nach außen. Wiederhole diese Übung 8–10 Mal.

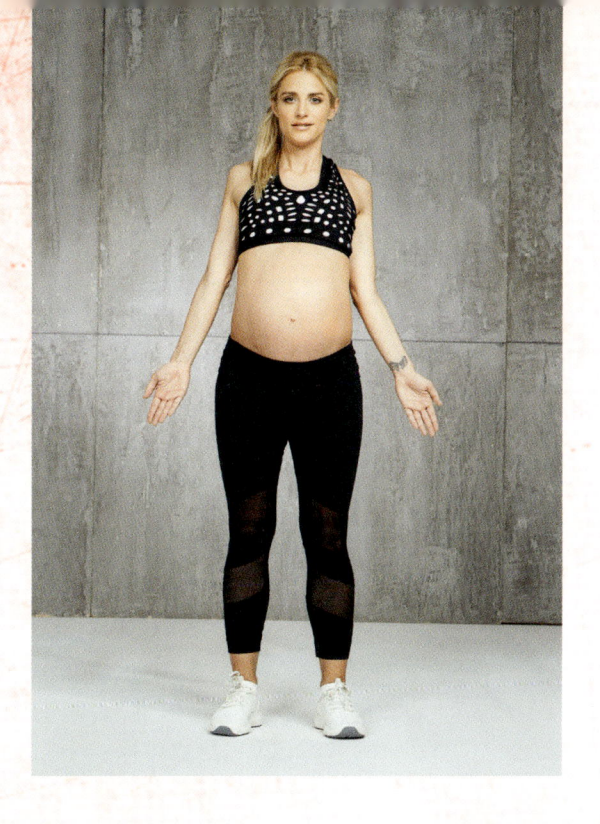

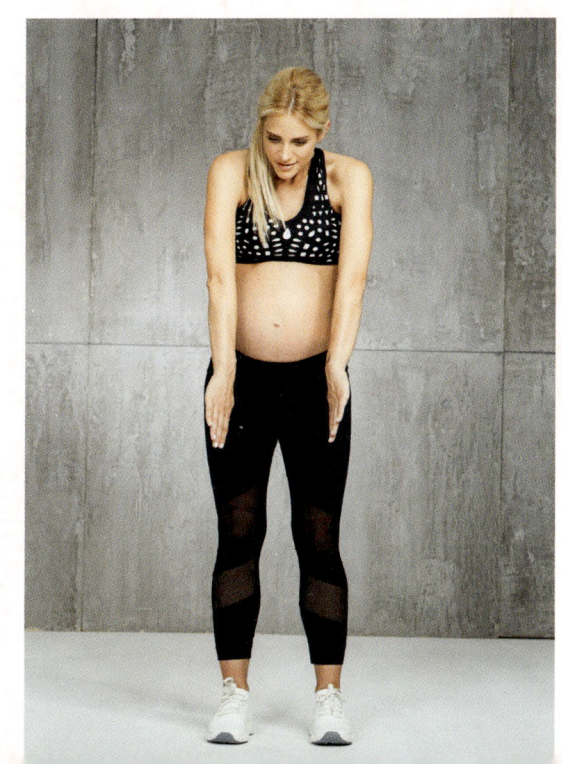

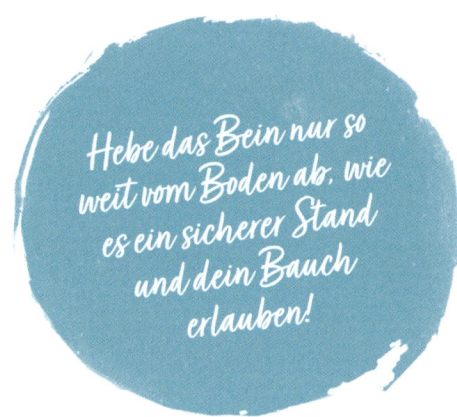

Hebe das Bein nur so weit vom Boden ab, wie es ein sicherer Stand und dein Bauch erlauben!

Übung 4:
Bein-Achter
➜ mobilisiert die Beinmuskulatur

Im aufrechten Stand lässt du deine Arme locker seitlich neben dem Körper hängen. Hebe den linken Fuß eine gute Treppenstufe hoch vom Boden ab und zeichne mit deinem gestreckten linken großen Zeh eine liegende Acht in die Luft. 8–10 Wiederholungen und dann das Bein wechseln.

Wenn es dir schwerfällt, die Balance zu halten, halte dich einfach an einer Stuhllehne fest.

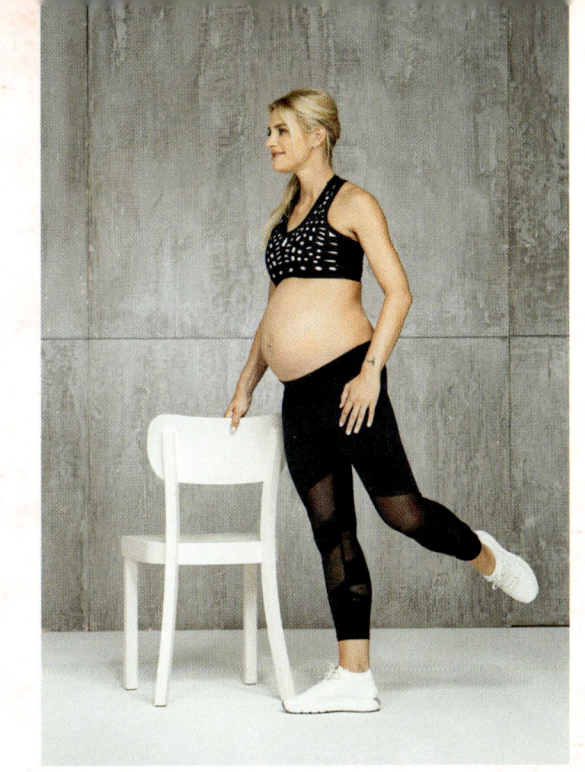

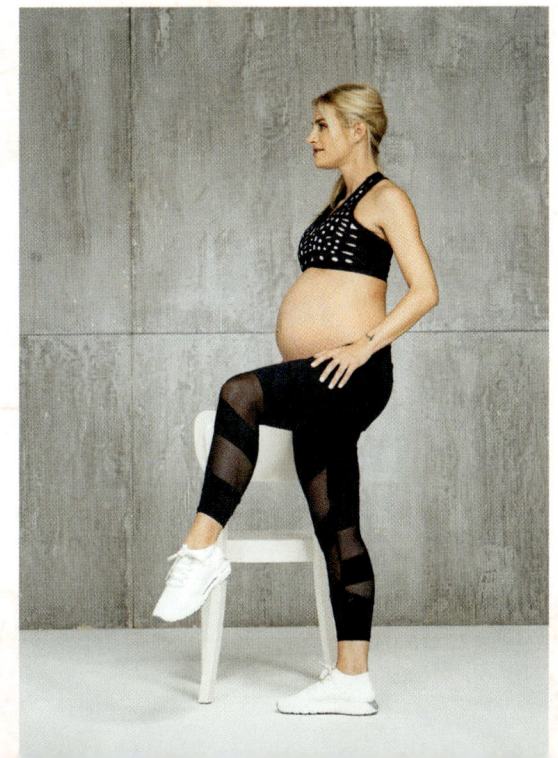

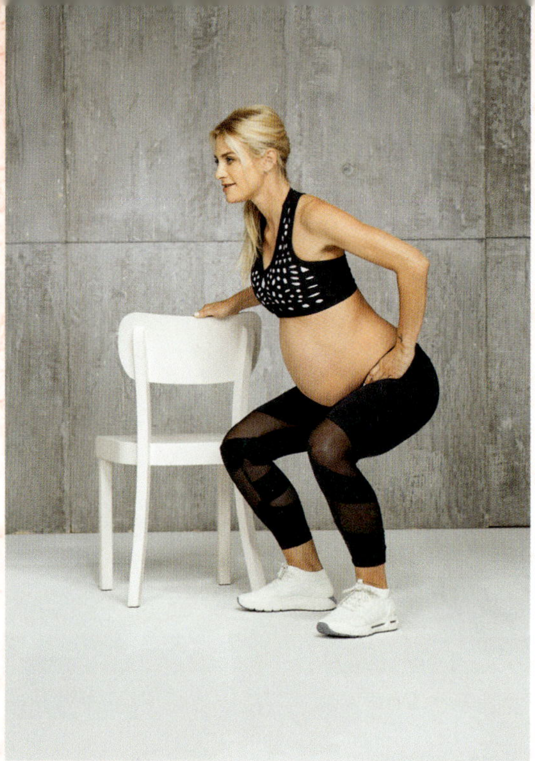

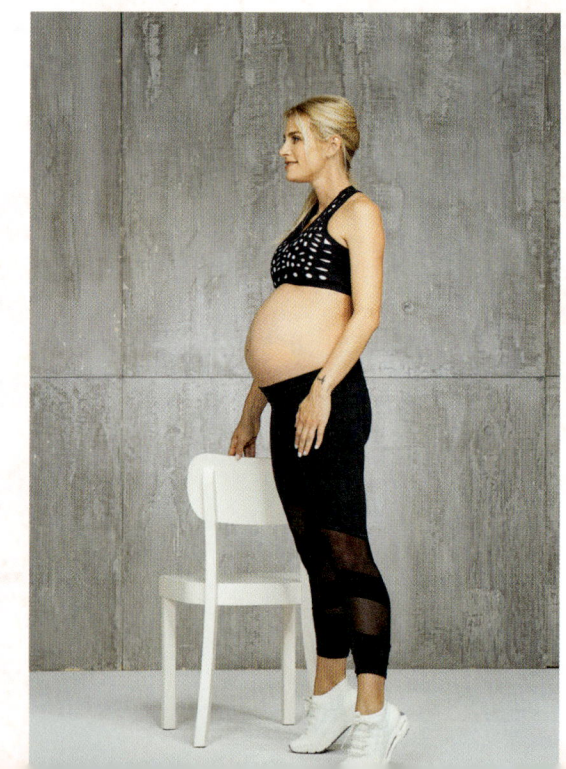

**Kniebeuge auf Zehenspitzen
am Stuhl**

➜ trainiert Beine und Po

Im aufrechten, schulterbreiten Stand, deine Füße sind leicht nach außen geöffnet (ca. 10 Grad), lässt du deinen linken Arm locker seitlich neben dem Körper hängen, mit der rechten Hand hältst du dich an einer Stuhllehne oder einem Sofa fest. Hebe nun beide Fersen ganz leicht vom Boden ab, sodass nur noch deine Fußballen Kontakt zum Boden haben. Dann beugst du beide Knie, schiebst gleichzeitig den Po nach hinten, bis sich deine Oberschenkel parallel zum Fußboden in der Endposition befinden, und drückst dich anschließend kraftvoll mit beiden Beinen wieder nach oben auf die Zehenspitzen. 6–8 Wiederholungen, dann die Seite wechseln.

Falls dir bei einer Übung etwas schwindelig oder schlecht wird, beende sie unverzüglich und leg dich auf die linke Seite, um das Abdrücken der unteren Hohlvene deiner Gebärmutter zu vermeiden.

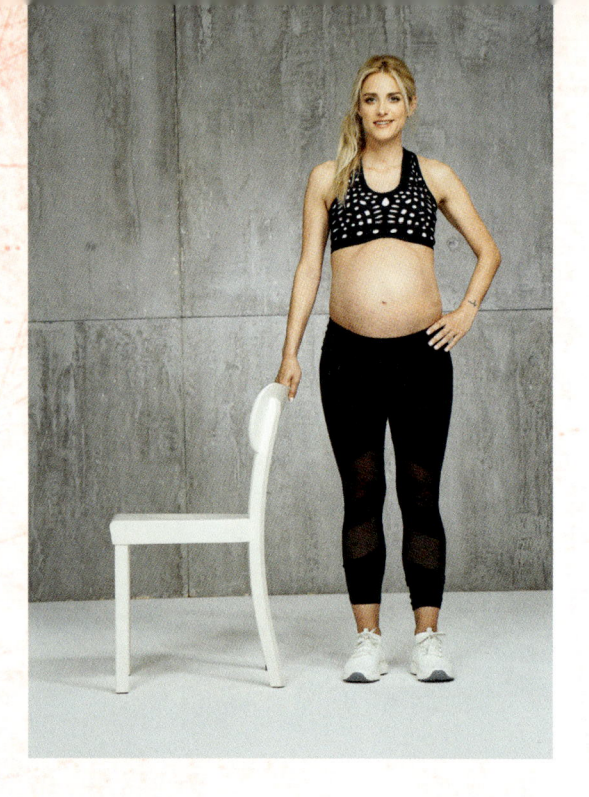

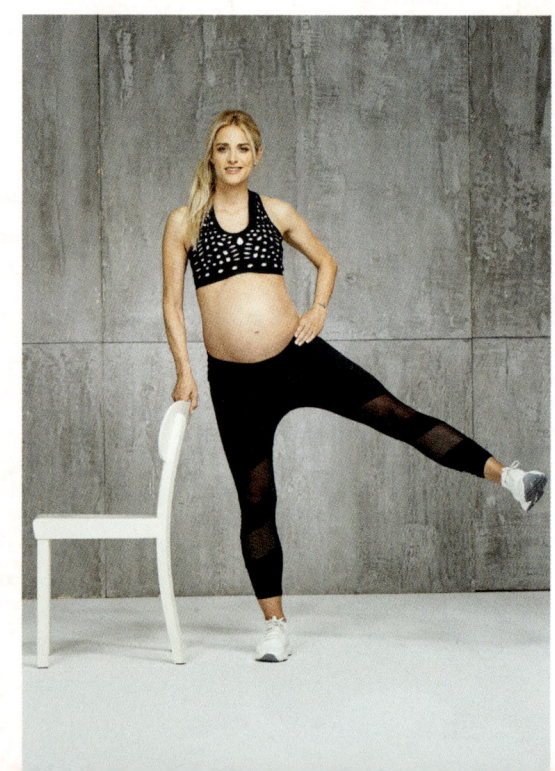

Nimm einen schulterbreiten und aufrechten Stand ein, deine Füße sind dabei leicht nach außen gedreht (ca. 10 Grad). Lass deinen linken Arm locker seitlich neben dem Körper hängen, mit der rechten Hand hältst du dich an einer Stuhllehne oder einem Sofa fest. Hebe das linke Bein – so hoch, wie es dir angenehm erscheint – gestreckt zur Seite an und senke es langsam wieder ab. Wiederhole dies 6–8 Mal pro Beinseite.

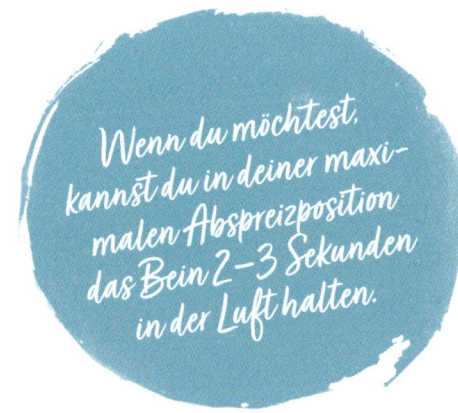

Wenn du möchtest, kannst du in deiner maximalen Abspreizposition das Bein 2–3 Sekunden in der Luft halten.

→ mobilisiert den gesamten
Rücken und das Becken

Mit dieser Übung mobilisierst du deine Brust-, Hals- und Lendenwirbelsäule. Ausgangsposition ist der Vierfüßlerstand, die Handgelenke sind unter deinen Schultern, die Knie hüftbreit unter deinem Becken aufgestellt. Für den Katzenbuckel legst du das Kinn auf die Brust, ziehst den Bauchnabel nach innen zur Wirbelsäule und schiebst das Becken nach vorn. In einer fließenden Bewegung wechselst du in den Hohlrücken, indem du den Kopf anhebst, leicht in den Nacken legst, nach vorne schaust und gleichzeitig den Brustkorb zum Boden drückst. Jede Position für 3 bis 4 Sekunden halten und insgesamt 10 Mal wiederholen.

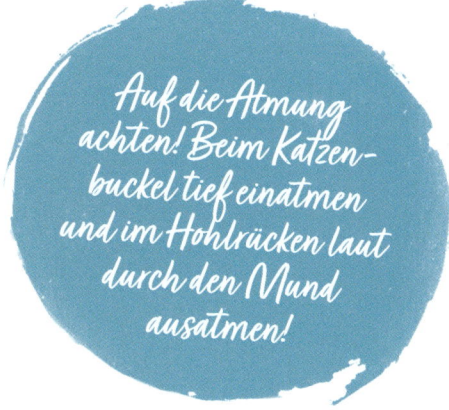

Auf die Atmung achten! Beim Katzenbuckel tief einatmen und im Hohlrücken laut durch den Mund ausatmen!

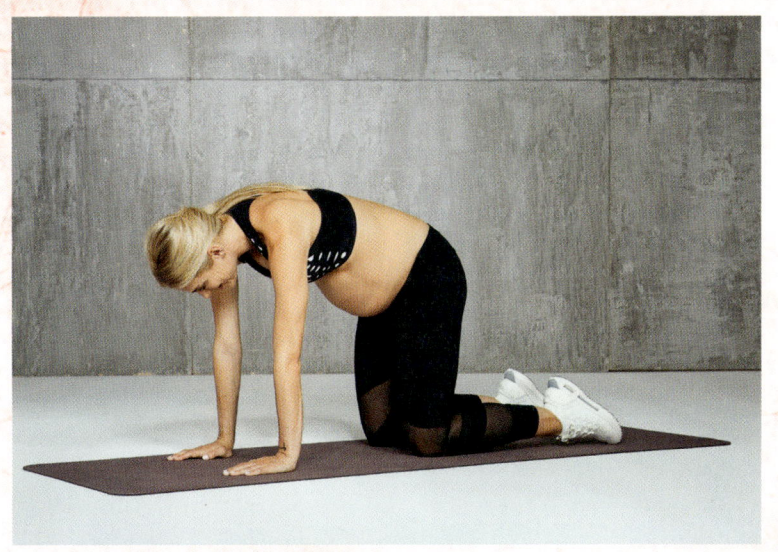

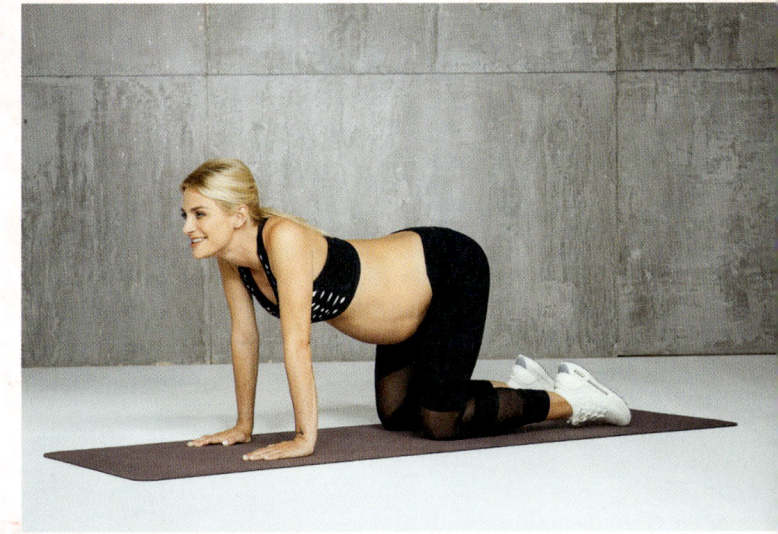

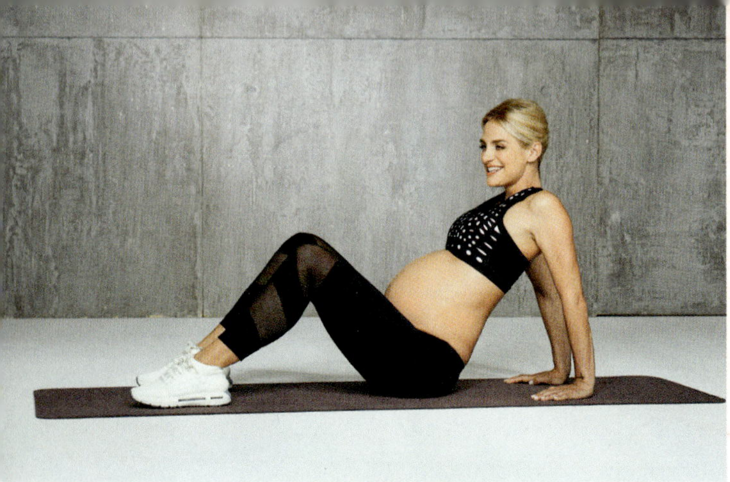

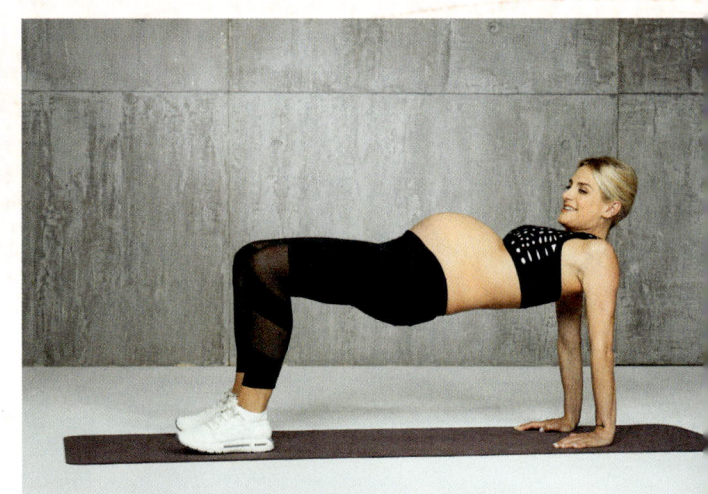

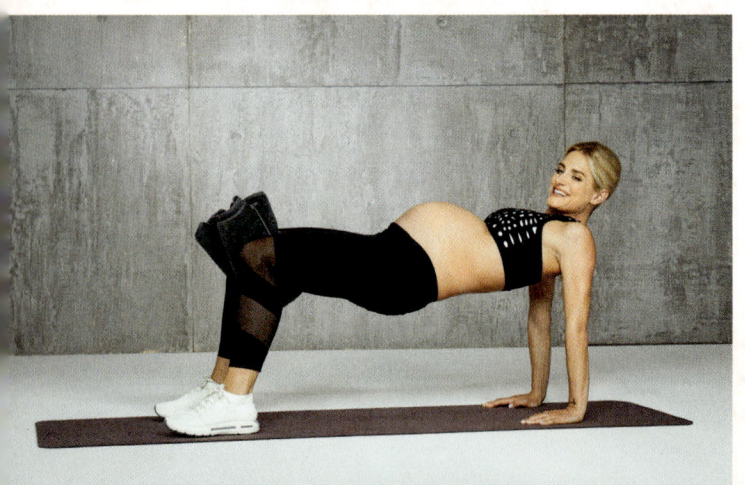

Brücke

➡ mobilisiert und trainiert Po, unteren Rücken und hintere Oberschenkel

Nimm die Rückenlage ein, stell beide Beine auf und lege die Arme mit den Handflächen zum Boden locker neben deinen Körper. Hebe das Becken so weit vom Boden ab, dass deine Schultern mit dem Becken und beiden Knien eine Linie bilden. Diese Position 3–4 Sekunden halten und das Becken langsam wieder absenken. Diese Übung 6–8 Mal wiederholen.

Variante mit Handtuch: Rolle ein Handtuch zusammen und klemme es zwischen den Knien ein. Jedes Mal, wenn du das Becken anhebst, drückst du das Handtuch etwas fester zusammen. Dadurch lässt sich dein Beckenboden noch fleißiger trainieren.

Stell dir beim Anheben des Beckens vor, du würdest mit deiner Beckenmuskulatur einen vollgesogenen Schwamm ausdrücken! → Beim Absenken des Beckens füllt sich der Schwamm, beim Anheben drückst du ihn aus!

Was bedeutet Mobilisation?

Mobilisation hat die Aufgabe, die Beweglichkeit durch aktive und passive Übungsabfolgen zu fördern und zu verbessern.

Die Mobilisation bewirkt in deinem Körper eine bessere Muskelversorgung. Das bedeutet: die Durchblutung wird gefördert, deine Muskulatur wird besser mit Nährstoffen versorgt, die Produktion der Gelenkflüssigkeit wird angekurbelt, Verspannungen werden gelöst.

Liegender Schmetterling

→ mobilisiert den Beckenboden

Lege dich auf die Seite, den unteren Arm unter deinem Kopf, und stell den oberen Arm vor deiner Brust auf. Deine Beine liegen locker und leicht angewinkelt aufeinander. Drücke nun die Fersen aufeinander und hebe das obere Knie an. Beim Einatmen schließt du die Beine, beim Ausatmen drückst du das obere Bein wieder nach oben. 8–10 Wiederholungen.

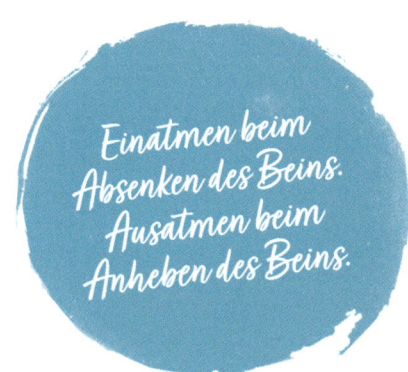

Einatmen beim Absenken des Beins. Ausatmen beim Anheben des Beins.

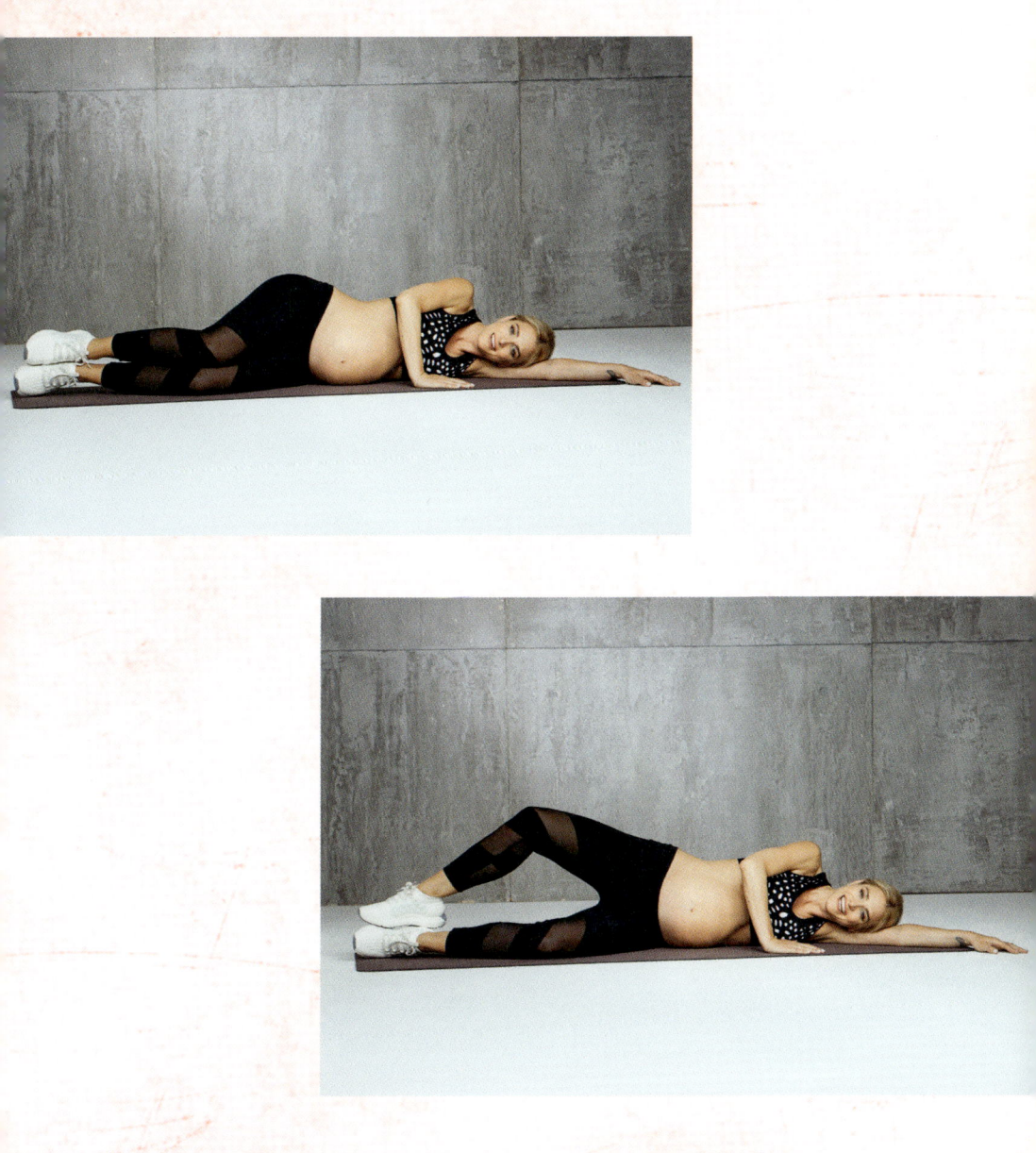

Unsichtbares Training – Beckenbodentraining

Wo liegt der Beckenboden überhaupt, und wozu ist er eigentlich gut?

Der Beckenboden verschließt den Bauchraum nach unten und fängt den gesamten Druck (beim Pressen, Husten, Niesen, Lachen) aus dem Bauchraum ab. Dabei helfen ihm mehrere Muskeln, die in verschiedenen Schichten und Zugrichtungen verlaufen und zusammen mit einem komplexen Bandapparat und den Schließmuskeln dafür sorgen, dass die im Bauchraum liegenden Organe (besonders auch Gebärmutter, Vagina, Blase und Enddarm) Halt haben und eine Kontinenz von Blase und Darm besteht. Eine Schwangerschaft ist eine große Belastung für den Beckenboden: Während des Wachstums des Uterus sorgen unter anderem hormonelle Einflüsse dafür, dass er mit Weichheit und Dehnfähigkeit genügend Platz schafft. Nach der Schwangerschaft muss frau ihm dabei helfen, die Muskulatur wieder so zu stärken, dass alle Organe wieder in ihre ursprüngliche Position gelangen, um Harn- und Stuhlkontinenz zu sichern und eine dauerhafte Fehlstellung des Beckens zu verhindern, die zu unangenehmen Kreuzschmerzen führen kann.

Die Beckenbodenmuskulatur zu finden, sie zu spüren und dann auch zu trainieren, ist nicht so einfach. Trizeps und Bizeps sind da viel einfacher anzusprechen. Deshalb bitte ich alle meine Patientinnen bei der Tastuntersuchung, den Beckenboden anzuspannen, um den Frauen, die ihren Beckenboden nicht anspannen können, direkt konkrete Hilfe anzubieten. Inkontinenz oder auch Senkungsbeschwerden führen zu einer starken Einschränkung der Lebensqualität – das gilt es möglichst zu verhindern.

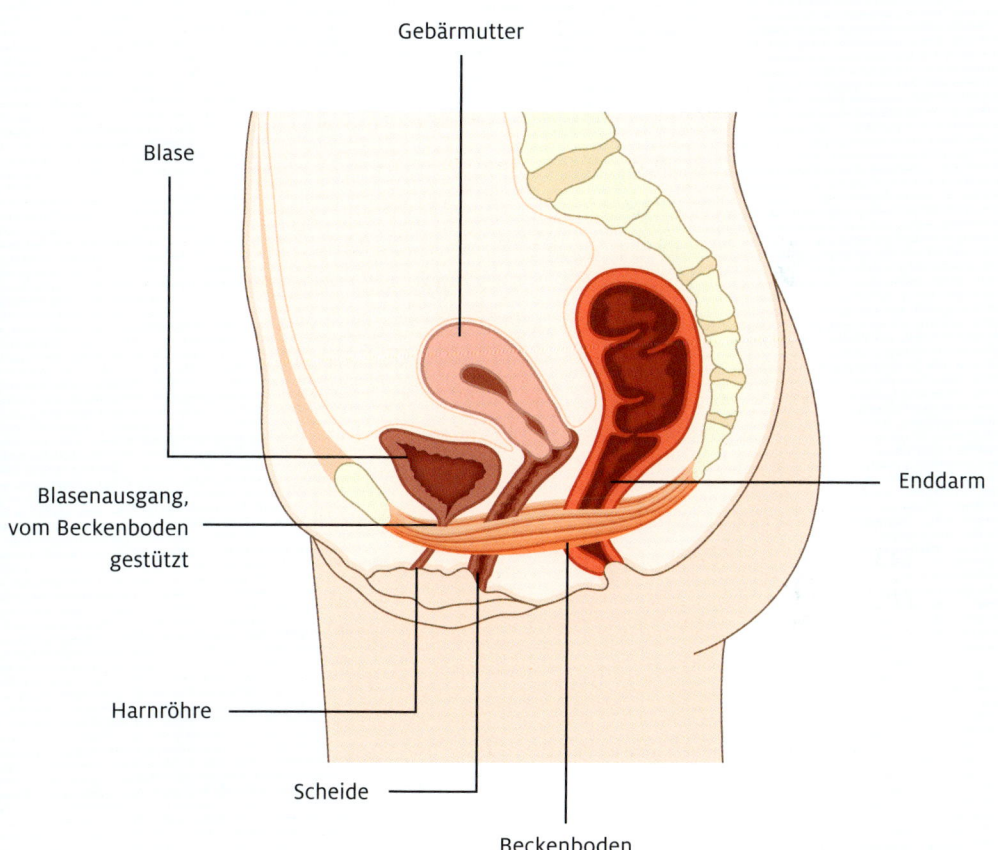

Gebärmutter

Blase

Blasenausgang,
vom Beckenboden
gestützt

Enddarm

Harnröhre

Scheide

Beckenboden

Beckenbodenübungen – Meine Favoriten

Übung 10:
Tiefe Hocke

Hierbei handelt es sich eigentlich weniger um eine Übung als eher um eine Halteposition. Die tiefe Hocke ist eine vielseitige Übung für den unteren Rücken, die Lendenwirbelsäule, aber gleichzeitig auch für die Hüft-, Knie- und Fußgelenke. Der Beckenbereich wird beweglicher gemacht. Nimm einen hüftbreiten und lockeren Stand ein, deine Füße sind leicht (ca. 10 Grad) nach außen gedreht und haben vom Ballen bis zur Ferse festen Kontakt zum Fußboden. Beuge beide Knie so tief wie möglich und senke deinen Po gleichzeitig so weit wie möglich zum Boden hin ab. Halte deine Hände auf Brusthöhe geschlossen. Diese Position wenn möglich 10–20 Sekunden halten und 1–2 Mal wiederholen.

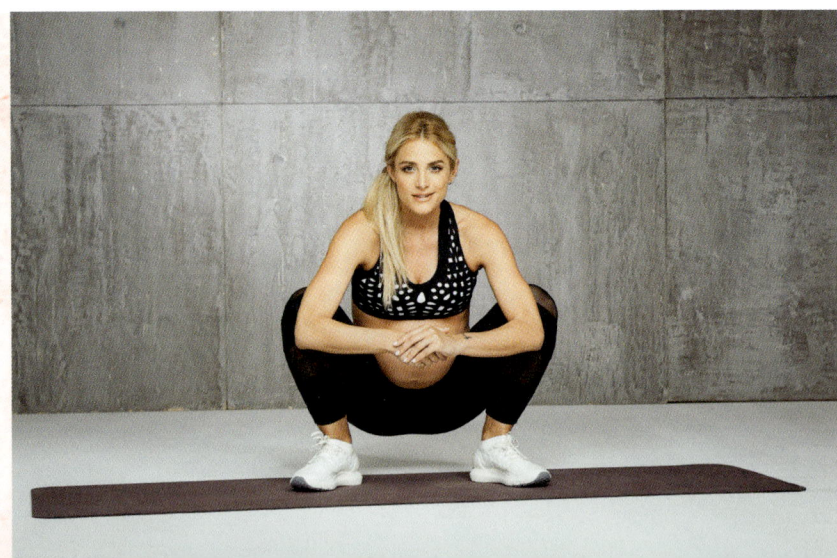

Bei dieser Übung zu beachten:

Die tiefe Hocke führt zu einer maximalen Dehnung des Beckenbodens, bedeutet aber auch maximale Belastung und Druck auf ihn. Daher ist diese Übung nur geeignet bei einem absolut unauffälligen Schwangerschaftsverlauf. Insbesondere Frauen mit Frühgeburtsbestrebungen (vorzeitige Wehentätigkeit, verkürzter Gebärmutterhals) oder Frauen mit Zustand nach Frühgeburt sollten diese Übung nicht durchführen. Ebenso sollte sie nicht gemacht werden, wenn sich die Schwangere in dieser Position unwohl fühlt.

In bestimmten Stadien unter der Geburt, unter anderem auch ganz am Ende der Geburt, kann sie sehr hilfreich und angenehm sein, um dem Baby den richtigen Weg zum Ausgang zu zeigen und sie sogar als Gebärposition zu nutzen, da sie eben zur maximalen Weite des Beckens führt.

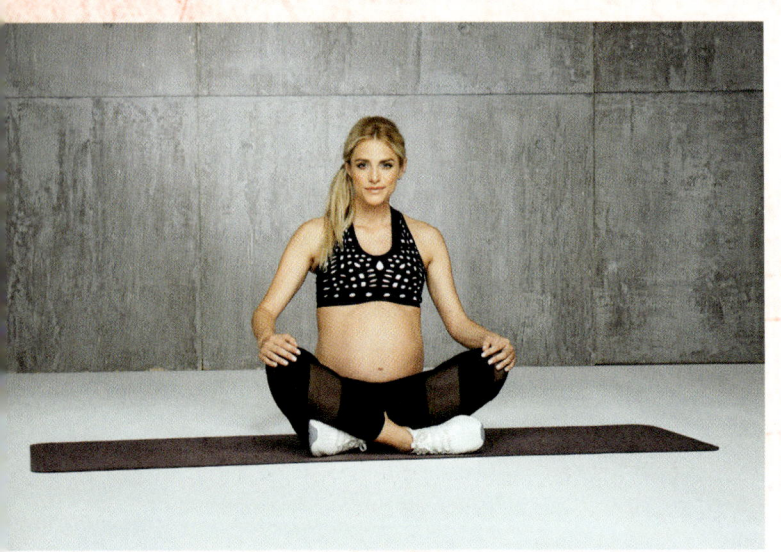

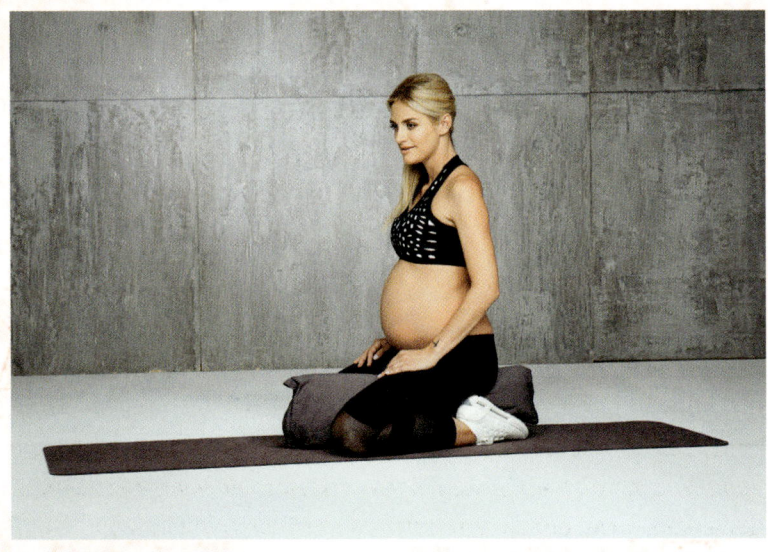

Übung 11:
»Grashalme pflücken« im Schneidersitz

Nimm eine angenehme Schneidersitzposition ein, dein Rücken ist aufrecht, deine Arme locker gebeugt, und deine Hände liegen entspannt auf deinen Oberschenkeln.

Stell dir vor, du sitzt auf einer Wiese und pflückst beim Anspannen deiner unteren Körperöffnungen Grashalme. ☺

Zieh beim Ausatmen deine unteren Körperöffnungen nach oben in Richtung Bauch. Beim Einatmen löst du die Spannung wieder.
5–6 Wiederholungen.
Ausatmen: Beckenbodenmuskulatur anspannen und (Grashalme) nach oben ziehen.
Einatmen: Beckenbodenmuskulatur entspannen.

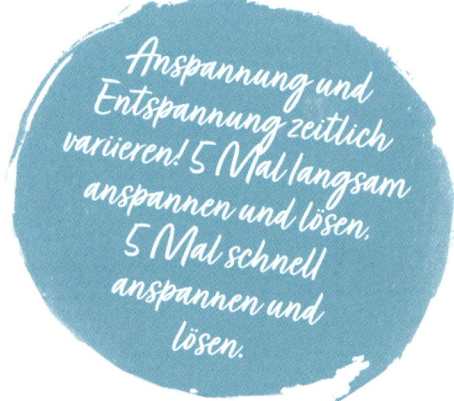

Anspannung und Entspannung zeitlich variieren! 5 Mal langsam anspannen und lösen. 5 Mal schnell anspannen und lösen.

Übung 12:
Reitersitz auf einem Kissen/ Handtuch

Nimm auf einem Kissen oder zusammengedrehten Handtuch den Reitersitz ein, dein Rücken ist aufrecht, und deine Hände liegen locker auf den Oberschenkeln. Baue dir auch hier am besten eine Gedankenstütze, um die Beckenbodenmuskulatur besser anzusteuern. Stell dir beim Einatmen vor, dein Steißbein nach vorne zum Bauchnabel zu ziehen; und beim Ausatmen wieder locker lassen.
5–6 Wiederholungen.

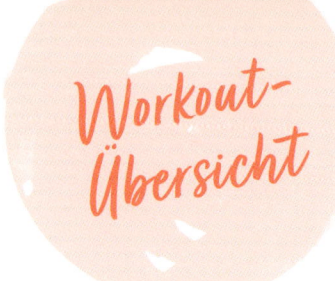

Workout-
Übersicht

Jede Bewegung fällt dir jetzt sicher zunehmend schwerer, daher verschmelzen in diesem Kapitel Warm-up und Workout-Übungen. Mehr denn je stehen jetzt Gymnastik und Ruhe im Fokus, um Energie für die bevorstehende Zeit zu tanken.

Workout

Übung	Wiederholungen
Beckenkreisen	5 Wiederholungen im Uhrzeigersinn
	5 Wiederholungen gegen den Uhrzeigersinn
Oberkörperdrehung	2 Mal 5 Rotationen nach rechts
	2 Mal 5 Rotationen nach links
Schulter schließen & Schulter öffnen	8–10 Wiederholungen
Bein-Achter	8–10 Wiederholungen pro Bein
Kniebeuge auf Zehenspitzen am Stuhl	6–8 Wiederholungen pro Bein
Seitlicher Beinlift am Stuhl	6–8 Wiederholungen pro Bein
Katzenbuckel/Hohlrücken	10 Mal jede Position für 3–4 Sekunden halten
Brücke	6–8 Wiederholungen
Liegender Schmetterling	8–10 Wiederholungen
Tiefe Hocke	1–2 Mal für 10–20 Sekunden halten
»Grashalme pflücken« im Schneidersitz	5–6 Wiederholungen
Reitersitz auf einem Kissen/Handtuch	5–6 Wiederholungen

Deshalb legt man im letzten Trimester richtig zu

In den letzten Wochen der Schwangerschaft kommt es noch einmal zu einem ordentlichen Wachstumsschub: Das Ungeborene legt noch mal deutlich an Gewicht zu und erhält die wärmegebende Fettschicht, die Gebärmutter wächst entsprechend mit und damit auch der Bauch der Schwangeren. Die Hormonlage (das Östrogen und das Progesteron im Besonderen) der Schwangeren sorgt durch Steigerung des Blutvolumens dafür, dass ausreichend Wasser und Nährstoffe über die Plazenta zum Kind gelangen. Dabei kommt es auch zu einer Erweiterung der Gefäße und zu den bekannten Wassereinlagerungen (Ödemen), die vor allem im letzten Drittel in verschiedenem Ausmaß nahezu jede Schwangere betreffen. Insbesondere die Füße und Beine sind davon betroffen, da durch den Druck der Gebärmutter auf die Beckengefäße der venöse Rückfluss zusätzlich erschwert ist.

In den letzten Wochen kontrollieren wir Frauenärzte unsere Patientinnen in kürzeren Abständen. Dabei geht es neben vielen anderen Faktoren auch um die Beurteilung der Ödeme und die Differenzierung zwischen den belastenden, aber physiologischen Wassereinlagerungen und den kritischen Ödemen, die mit weiteren Faktoren, wie zum Beispiel erhöhtem Blutdruck oder Proteinen im Urin, einhergehen und gegebenenfalls einer weiteren Abklärung bedürfen.

Zudem möchte ich auch auf den Abschnitt *Gewichtsverlauf und Ernährung in der Schwangerschaft – was ist das Maß, und kann ich es beeinflussen?* im Kapitel zum ersten Trimester verweisen.

Schwangerschaftsmythen Teil 3

Spitzer Bauch – es wird ein Junge!

Nein. Auch wenn dies eine scheinbar weitverbreitete Meinung ist, so gibt es keinerlei wissenschaftliche Grundlage für diese Annahme. Es sind eher die konstitutionellen Eigenschaften der Frauen, die unterschiedliche Bauchformen entstehen lassen. Bei kleinen Frauen verteilt sich der Bauch anders als bei hochgewachsenen. Am Ende der Schwangerschaft sind Bäuche von Müttern, die Mehrlinge erwarten, größer, und auch die Kindslage kann eine bestimmte Bauchform bilden. Handelt es sich um eine Querlage, liegt also der Kopf des Kindes nicht tief unten im Becken, sondern an der rechten oder linken Bauchseite, verformt auch das entsprechend den Bauch der Mutter. Allerdings ist die Querlage glücklicherweise selten, denn sie hat grundlegende Konsequenzen für den Geburtsvorgang und tritt häufiger bei Vielgebärenden auf, also da, wo besonders viel Raum durch die Vor-Schwangerschaften vorhanden ist. Einen Hinweis auf das Geschlecht gibt die Bauchform aber nicht.

Zierliche Mutter = zierliches Baby

Nein, auch kleine und zierliche Mütter können große und kräftige Kinder auf die Welt bringen. Größe und Gewicht des Neugeborenen hängen von vielen Faktoren ab, u. a. von der möglichst ungestörten Versorgung im Mutterleib, davon, ob es das erste oder ein weiteres Kind ist. Und übrigens spielt auch die Konstitution des Papas eine Rolle. Zum Teil sind diese Faktoren auch von außen beeinflussbar, insbesondere durch eine gesunde und wohltuende Lebensführung der Schwangeren. Dabei sind insbesondere der absolute Verzicht auf Nikotin und Alkohol (von Drogen ganz zu schweigen), eine gesunde Ernährung und ein ausgewogenes Maß an Bewegung zu nennen.

In der Schwangerschaft wachsen die Füße?

Jein. Durch die Gewichtszunahme in der Schwangerschaft und den veränderten Gang durch den wachsenden Bauch tragen die Füße natürlich zusehends mehr und sind anders belastet. Durch die Wassereinlagerungen zum Ende der Schwangerschaft, die der Schwerkraft folgend besonders die Füße betreffen, kommt es zur zeitweisen »Vergrößerung« der Füße. Sie sind wie »platt« gedrückt und geschwollen, sodass insbesondere schmale und hohe Schuhe mehr als unkomfortabel werden. In den Wochen nach der Geburt regeneriert sich dies wieder. Mit der Rückkehr in Richtung Ausgangsgewicht und durch Verlagerung des Körperschwerpunktes in die ursprüngliche Position formen sich die Füße wieder in ihre normale Breite und Länge zurück. Ob Pumps und Co. dann wieder komfortabler empfunden werden und in der Mutterrolle praktikabel sind, ist sicher eine andere Sache. ☺

Spaziergänge –
Wuchtig durch den Garten der Natur

Was ich als Kind mit am meisten gehasst habe, war spazieren gehen. Einfach komplett sinnlos, mit den Eltern das Haus zu verlassen, um dann scheinbar ziellos einen Fuß vor den anderen zu setzen. Für die Marschroute »eine Runde um den Block« war ich dankbar, weil man diese gelernte Runde zumindest zeitlich abschätzen konnte. Es gab ein natürliches Ende, weil es logischerweise immer ein und derselbe Block war. Also versuchte ich das Tempo zu erhöhen, um es schneller vorbeigehen zu lassen. Die komplette Familie zog überraschenderweise mit. Nach mehreren Wochen, in denen die Zeiten immer mehr unterboten wurden, ging es meinen Eltern irgendwann zu schnell beziehungsweise wurde ihnen die Runde um den Block zu kurz. Sie bauten schließlich Schikanen ein. Der Distanzrahmen wurde um Straßenabzweigungen erweitert. Schließlich war selbst mit einer drastischen Tempoverschärfung der zeitliche Gesamtrahmen unverrückbar. Wenn ich es mir recht überlege, ist das vielleicht der eigentliche Grund, warum ich Sprinterin geworden bin.

Meine Schwangerschaft hat meine Wertschätzung gegenüber dem Spazierengehen verändert. Fairerweise muss ich sagen, dass die verhärteten Fronten vorher schon deutlich aufgeweicht wurden. Also nicht die mit den Runden um den Block, sondern bezüglich Wanderungen in schönster Natur, vorzugsweise im Gebirge. Derlei Touren sind logischerweise in jedem Stadium der Schwangerschaft undenkbar. Und doch versuche ich insbesondere in der finalen Phase der Schwangerschaft, mich bewusst an der frischen Luft zu bewegen. Sei es beim Flanieren durch den Englischen Garten oder etwas herrschaftlicher am Nymphenburger Schloss oder idyllisch am Tegernsee. Frische Luft tut gut, bewusstes Atmen in der Natur tut gut. Wenn es nach einigen Hundert Metern beschwerlich wird, suche ich mir eine Bank und atme ausschließlich. Ganz bewusst mit geschlossenen Augen durch Mund und Nase. Das werde ich nach Ende der Schwangerschaft sicherlich beibehalten. Und in 30 Jahren lesen wir dann womöglich von meiner Tochter, wie sehr sie als Kind diese ganzen Spaziergänge durch Wälder und Parks gehasst hat.

Schwimmen –
Der Wal wird zu Wasser gelassen

Schwimmen beziehungsweise Bewegung im Wasser ist etwas Herrliches, weil sich jedwedes Gewicht plötzlich in Wohlgefallen auflöst. Kinder lieben das schwerelose Planschen im Wasser, und mir als hochschwangerer Frau geht es genauso. Wenn sich der Wal erst mal bis an den Wasserrand gewuchtet hat, ist der Rest ein Kinderspiel. Mit jedem Schritt hinein ins Nass bin ich ein bisschen weniger schwanger. Wenn der Körper komplett im Wasser versunken ist, ist es fast wie früher. Schmetterling ist für Schwangere trotzdem eher ungeeignet, Kraulen bedingt, sanftes Brustschwimmen ist es allerdings sehr wohl, und ein paar entspannte Züge in Rückenlage mit der Pocke oberhalb der Wasseroberfläche entlasten das Rückgrat.

Das Gleiten durch die Thermal- und Schwimmbäder sowie die Seen der Region hatte für mich etwas wunderbar Entspannendes. Gerade wenn die Bänder zum Bersten gespannt scheinen und man das Gefühl hat, der innere Teil des Körpers will die äußere Hülle zum Platzen bringen, schafft Baden Linderung.

Wie bereits zu Beginn dieses Drittes-Trimester-Kapitels erwähnt hilft eine kalte Dusche gegen dicke und schwere Beine und bringt den Kreislauf auf Touren. Mit dem kompletten Körper in ein größeres Wasserbecken einzutauchen, schafft Linderung bei sämtlichen Schwangerschaftswehwehchen. Und ich hatte das Gefühl, dass auch meinem Kind im Bauch die Bewegungen im Wasser gefallen haben.

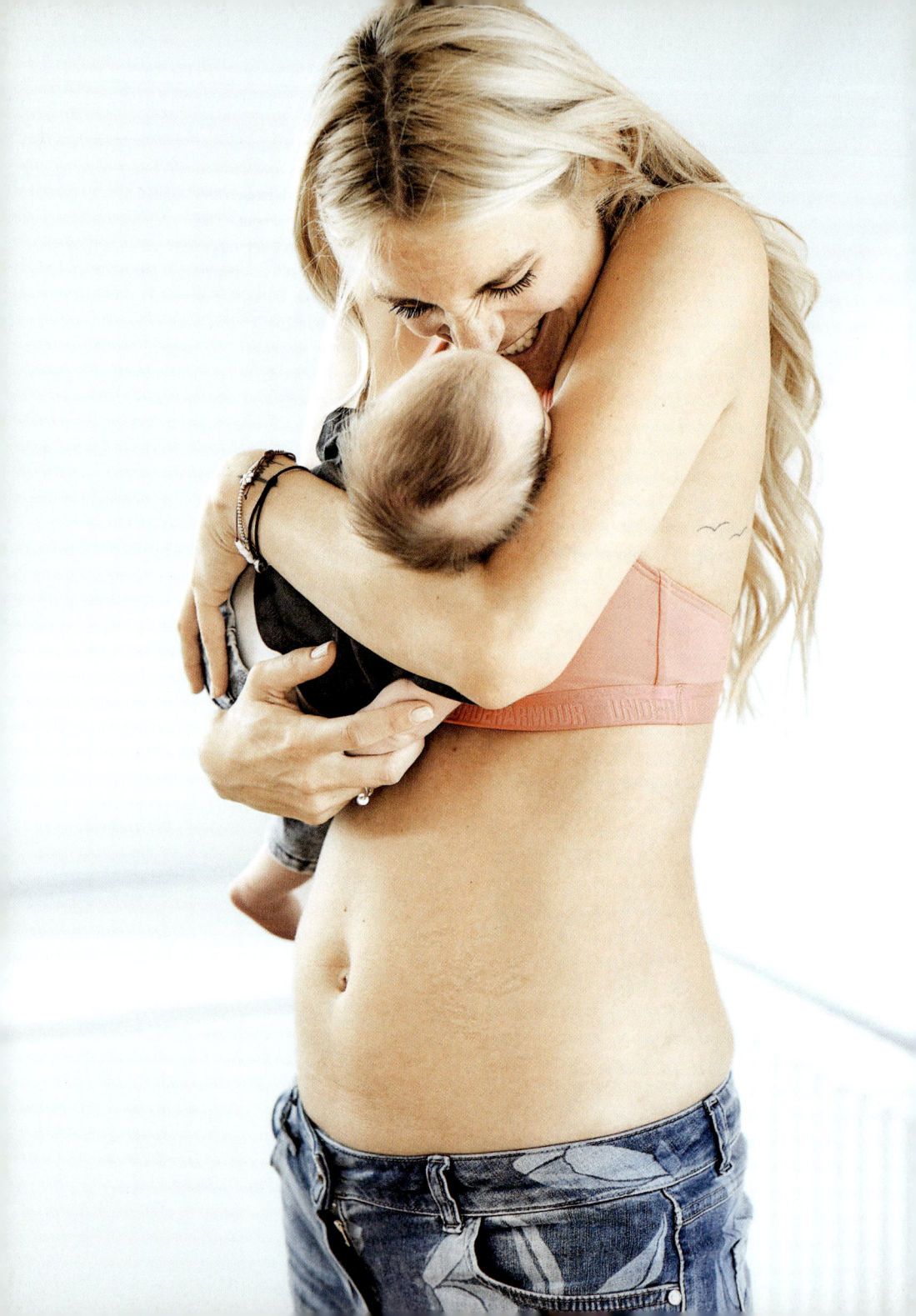

Wochenbett-gymnastik und Rückbildung

Endlich ist die Kleine da!

Und es kommt mir vor wie ein Wunder. Kein kleines, sondern das größtmögliche. Unvergleichlich. Neun Monate hatte ich Zeit, um mich darauf vorzubereiten. Ich habe gespürt, wie sie gewachsen ist und ich mit ihr und für sie – und dann ist binnen Sekunden alles vorbei. Sie kam sogar zwei Wochen zu früh, vielleicht konnte sie nicht mehr warten, oder ich? Es war Liebe auf den ersten Blick, also zumindest von meiner Seite aus. Es sind dies die innigsten Momente, die man sich vorstellen kann. Alles andere, Gewesenes und auch Zukünftiges, ist ganz weit weg. An »echten schweißtreibenden« Sport ist nicht nur nicht zu denken, er ist sogar ausdrücklich verboten. Die Organe müssen erst mal ihren Weg zurück finden. Dorthin, wo sie hingehören. Demzufolge sind das sechs Wochen, die ausschließlich mir und meinem Kind gehören. Ohne Nebengeräusche. Trinkt es genug? Fühlt es sich wohl? Friert es auch nicht? Mit der Kleinen die Welt noch mal neu entdecken, das sind die eindrucksvollsten, nachhaltigsten Momente. Ich kann allen Müttern nur raten, genießt das in vollen Zügen, saugt es auf, es geht viel zu schnell vorbei!

Ich wollte keinen Sport machen. Ich musste. Schon am zweiten Tag nach der Entbindung kam im Krankenhaus eine Physiotherapeutin zu mir und trieb mich zur Wochenbettgymnastik an. Das ist quasi die Reduktion von großem Sport auf die kleinsten notwendigsten Bewegungen: Kreislaufaktivierungen, dezenter Muskelreiz, den Beckenboden ansteuern – alles im Liegen. Große Workout-Programme setzen sich zusammen aus Mosaiken an Bewegungen. Hier geht es erst mal nur um Mosaiksteinchen. Mit den kleinsten Impulsen erzielt man eine kolossale Wirkung. Zudem habe ich ein Ensemble an Krankenschwestern auf meiner Station, die mich zeitnah zum Aufstehen antreiben wollen.

Das mit dem Laufen – also Laufen im Sinne von Gehen, im Sinne von Fortbewegung in seiner ursprünglichsten, aber auch langsamsten Form –

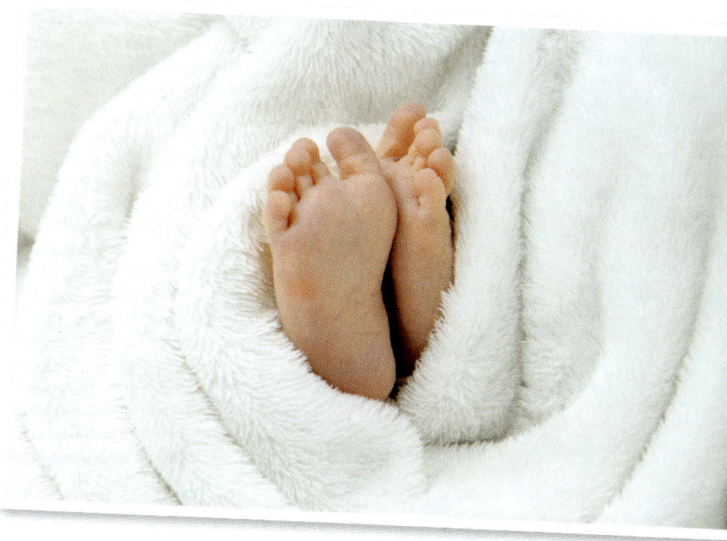

ist mir schon zum Ende meiner Schwangerschaft schwergefallen. Unmittelbar nach der Entbindung hatte dieses »Laufen« etwas von Quasimodo – und Kampf gegen die Erdanziehung. Aber eine wesentliche Erkenntnis der ersten Tage und Wochen war, dass nach Monaten, in denen die körperliche Leistungsfähigkeit zusehends abbaute, alles langsam, aber sicher wiederaufbaute. Schweres Tragen oder Heben war strengstens untersagt. Was mehr als fünf Kilo schwer ist, sagt einem der eigene Körper. Ein mittlerweile »liebgewonnenes« Phänomen.

Zurück zu Hause beginne ich mit der Wiederbelebung der Disziplin »Eine Runde um den Block«. Dies mit Kinderwagen das erste Mal wieder geschafft zu haben, sorgte für Emotionen der Geschmacksrichtung »Gewonnenes WM-Finale«. Mein Kind braucht und liebt frische Luft, und so geht jeden Tag ein Stückchen mehr. Nach sechs Wochen beginne ich mit der Rückbildung, um langsam wieder in meine Urform zurückzukehren. Der guten Gene wegen ist der Hautmantel, den ich noch mit mir rumtrage, inzwischen nur noch zwei Nummern zu groß. Memo an mich selbst: Den Eltern noch mal für die Gene danken. Alle Organe kehren endgültig wieder dorthin zurück, wo sie hingehören.

Deshalb sind Wochenbettgymnastik und Rückbildung so wichtig

Bereits am Tag nach der Geburt – bzw. beim Kaiserschnitt zwei bis drei Tage danach – sorgen viele Geburtskliniken durch ihre Physiotherapeuten dafür, dass die junge Mutter mit kleinen, aber effektiven Übungen ihrem Beckenboden hilft, schnell wieder die richtigen Reize auszusenden, um eine gute Kontrolle über Blase und Darm zu behalten. Diese Übungen sorgen aber auch dafür, den Kreislauf und die Durchblutung anzuregen, um dem Körper in seinem nun startenden enormen Regenerationsprozess zu helfen. Diese Übungen sollten über das gesamte Wochenbett bis zum Start der Rückbildung – also sechs bis acht Wochen nach der Geburt – fortgeführt und dann von den Übungen der Rückbildung abgelöst bzw. ergänzt werden.

Die vielfältig angebotenen Rückbildungskurse sollten von jeder jungen Mutter unbedingt in Anspruch genommen werden, auch wenn sie erst mal überhaupt keine Probleme mit ihrem Bauch oder Beckenboden wahrnimmt – denn das ist auch so zu erwarten. In aller Regel sind die Frauen mit ihrer absolut neuen Lebenssituation erst mal so beschäftigt, dass der Fokus nicht auf dem Beckenbodentraining liegt und der Körper scheinbar auch vieles von alleine reguliert. Nichtsdestotrotz braucht er dabei Hilfe, denn nur so wird alles wieder gut gekräftigt, gelangt wieder in die richtige anatomische Position und ist bereit für eine erneute Schwangerschaft oder gut gerüstet, auch in den Wechseljahren und danach in anderer Hormonlage häufig auftretenden Inkontinenzproblemen entgegenzutreten.

Tipps vom Doc:

▶ Langsam anfangen und in der Rückbildungszeit steigern. Dabei sind statische und dynamische Übungen im Wechsel unter Anleitung eines geschulten Beckenbodentrainers sehr empfehlenswert.

▶ Unnötigen Druck auf den Beckenboden durch schweres Heben/Tragen (> 5 kg) oder frühes Lauftraining vermeiden.

▶ Im Wochenbett ist die Bauchlage auf einem großen festen Kissen sehr effektiv, um das Abfließen des Wochenflusses zu erleichtern und die Rückbildung der Gebärmutter zu unterstützen.

Wochenbettgymnastik – Übungen

Übung 1:
Kreislauf – Venen-Lymph-Booster
➜ Aktivierung des Venen- und Lymphstroms sowie des Kreislaufs allgemein

Leg dich entspannt auf den Rücken, die Beine sind gestreckt, und deine Füße liegen auf einem Kissen, sodass deine Fersen frei liegen und keinen Kontakt zum Boden haben. Bewege nun deine Füße in den Sprunggelenken auf und ab. Sprich: Fußspitzen anziehen und wieder strecken. 10 Wiederholungen, kurze Pause und noch weitere 2 Durchgänge.

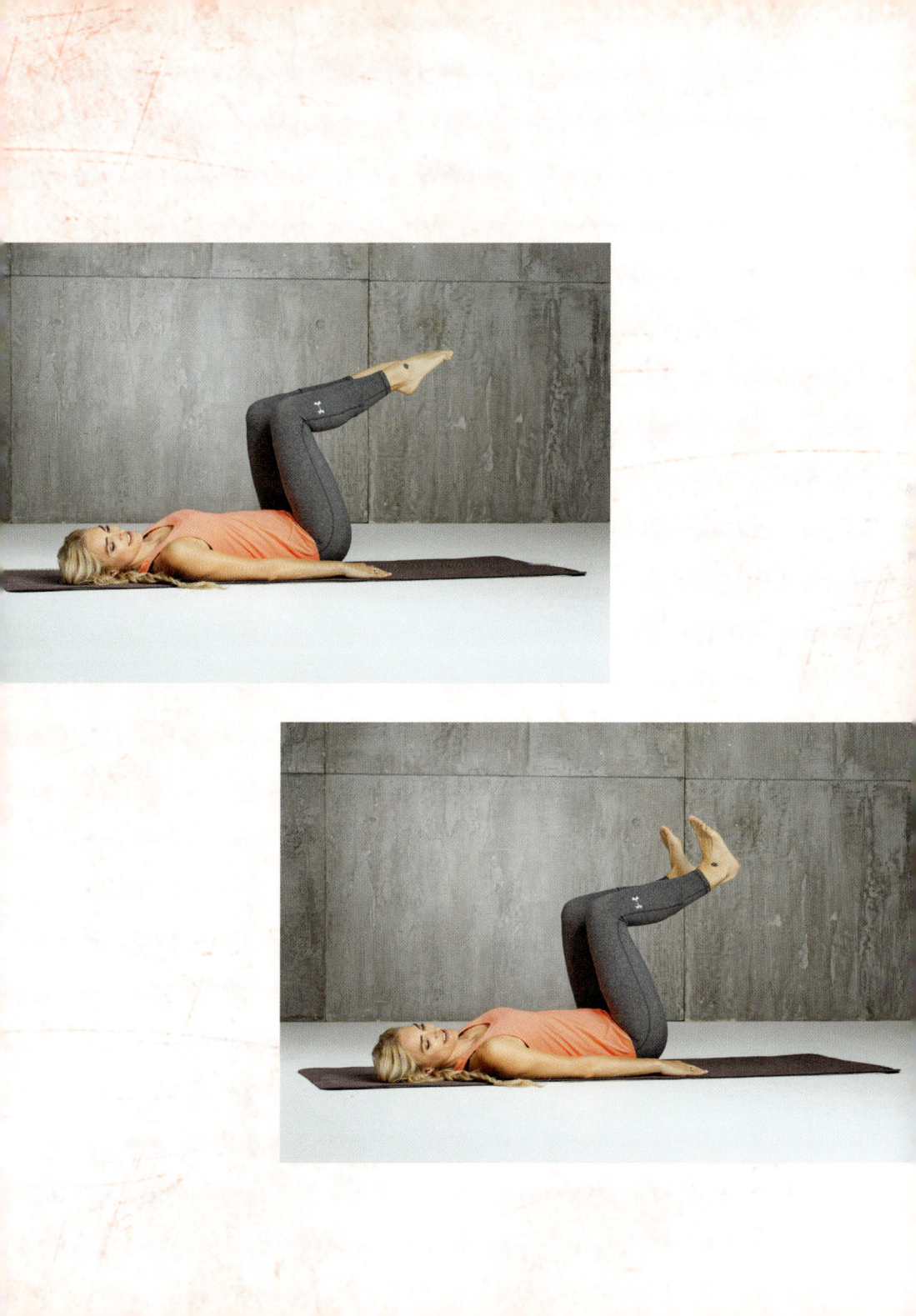

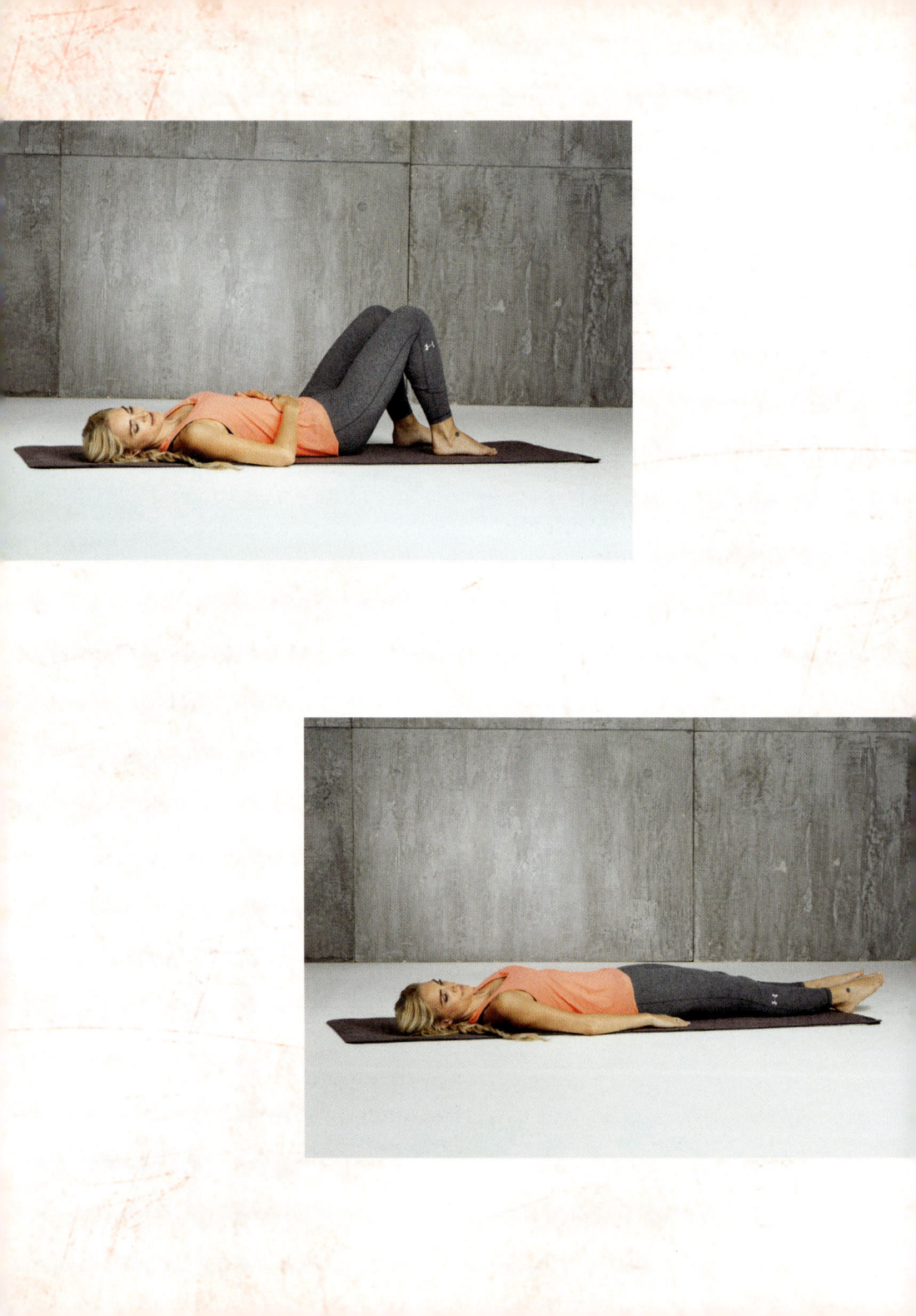

Übung 2:
Bauchatmung
➡ Aktivierung des Zwerchfells

Leg dich entspannt auf den Rücken, die Beine sind angewinkelt aufgestellt, und deine Hände liegen locker auf deinem Bauch. Atme tief durch die Nase ein, dein Bauch hebt sich dabei mit deinen Händen nach oben. Atme durch den Mund wieder aus, dein Bauch wird sich dabei gleichzeitig senken. Du spürst die ganze Zeit, wie sich dein Bauch unter deinen Händen auf- und abbewegt. 6–8 Mal wiederholen und dann wieder normal weiteratmen.

Übung 3:
»Grashalme pflücken« im Liegen
➡ Aktivierung des Beckenbodens

Leg dich auf den Rücken, deine Arme liegen locker neben dem Körper. Zieh beim Ausatmen deine unteren Körperöffnungen nach oben in Richtung Bauch. Beim Einatmen löst du die Spannung wieder. 6–8 Wiederholungen, kurz pausieren und erneut mit der Übung beginnen.
Ausatmen: Beckenbodenmuskulatur anspannen und (Grashalme) nach oben ziehen.
Einatmen: Beckenbodenmuskulatur entspannen.

Stell dir vor, du würdest mit dem Anspannen deiner unteren Körperöffnungen Grashalme pflücken.

Übung 4:
Kissen-Bauchlage
➜ Förderung des Wochenflusses/Unterstützung der Rückbildung der Gebärmutter/Wiederaufbau von Bauchmuskel- und Beckenbodenspannung

Leg dich mit dem Bauch auf ein großes, festes Kissen. Becken und Bauch müssen komplett aufliegen. Diese Kissen-Bauchlage solltest du in den ersten zwei Wochen nach der Geburt am besten 30 Minuten täglich einnehmen.

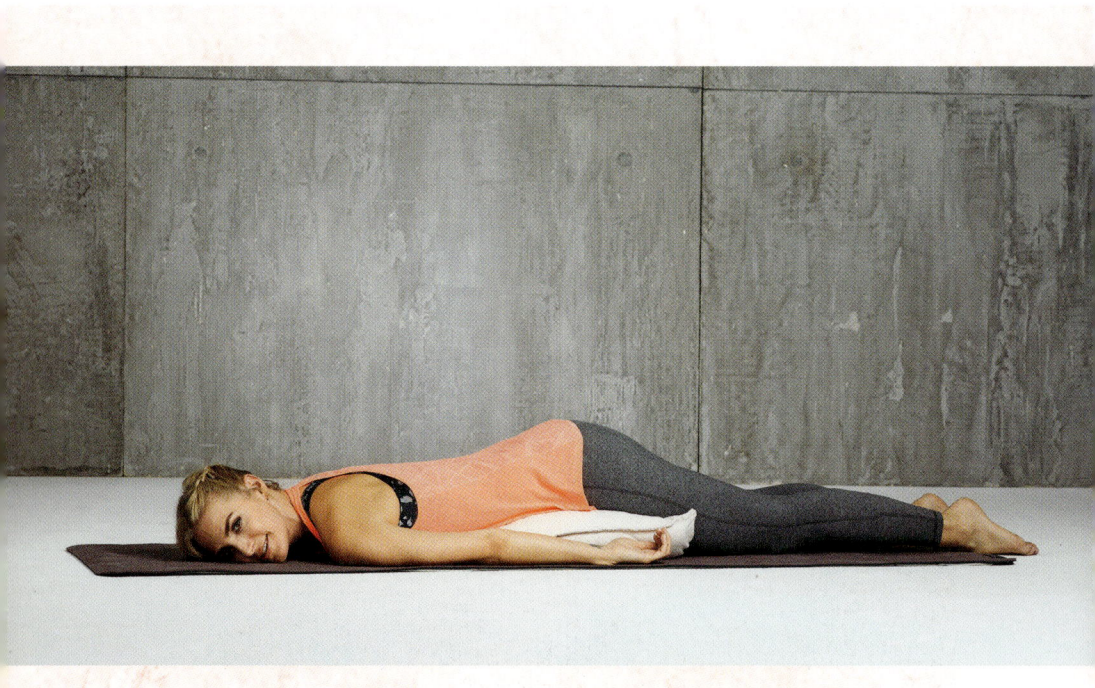

Egal ob Kaiserschnitt oder normale Geburt! Es kostet Überwindung, bis man die Bauchlage eingenommen hat, sich also mit vollem Gewicht auf den vor wenigen Tagen noch gefüllten Bauch legen kann ... aber es lohnt sich! Schmerzen werden gelindert! Wie die Ärztin schon sagte: Diese Bauchlage regt den Abfluss des Wochenflusses an und unterstützt die Rückbildung der Gebärmutter! Je öfter ich es machte, desto schneller schrumpfte mein Bauch. Ich konnte ihm regelrecht dabei zusehen ☺!

Grundsätzlich bewegen wir uns immer über die Seitenlage zum Sitzen oder Aufstehen!

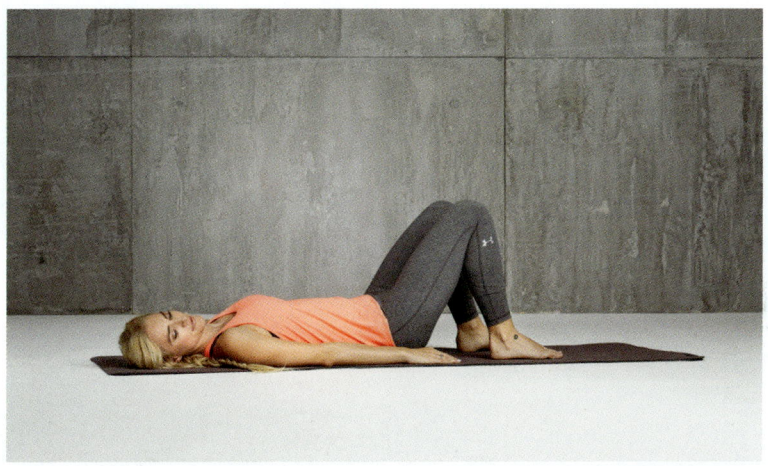

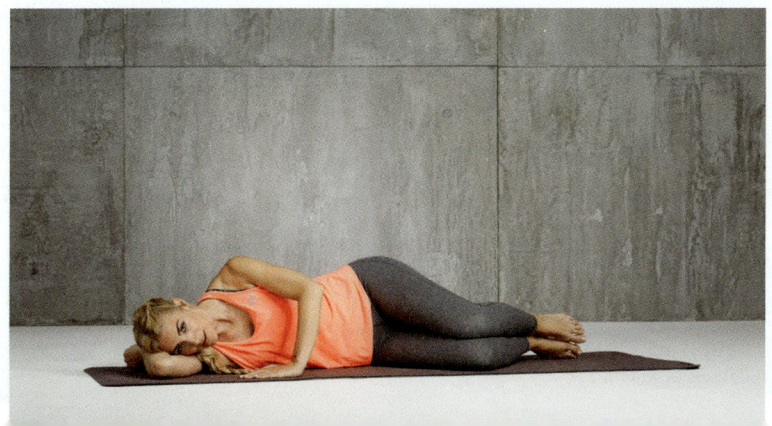

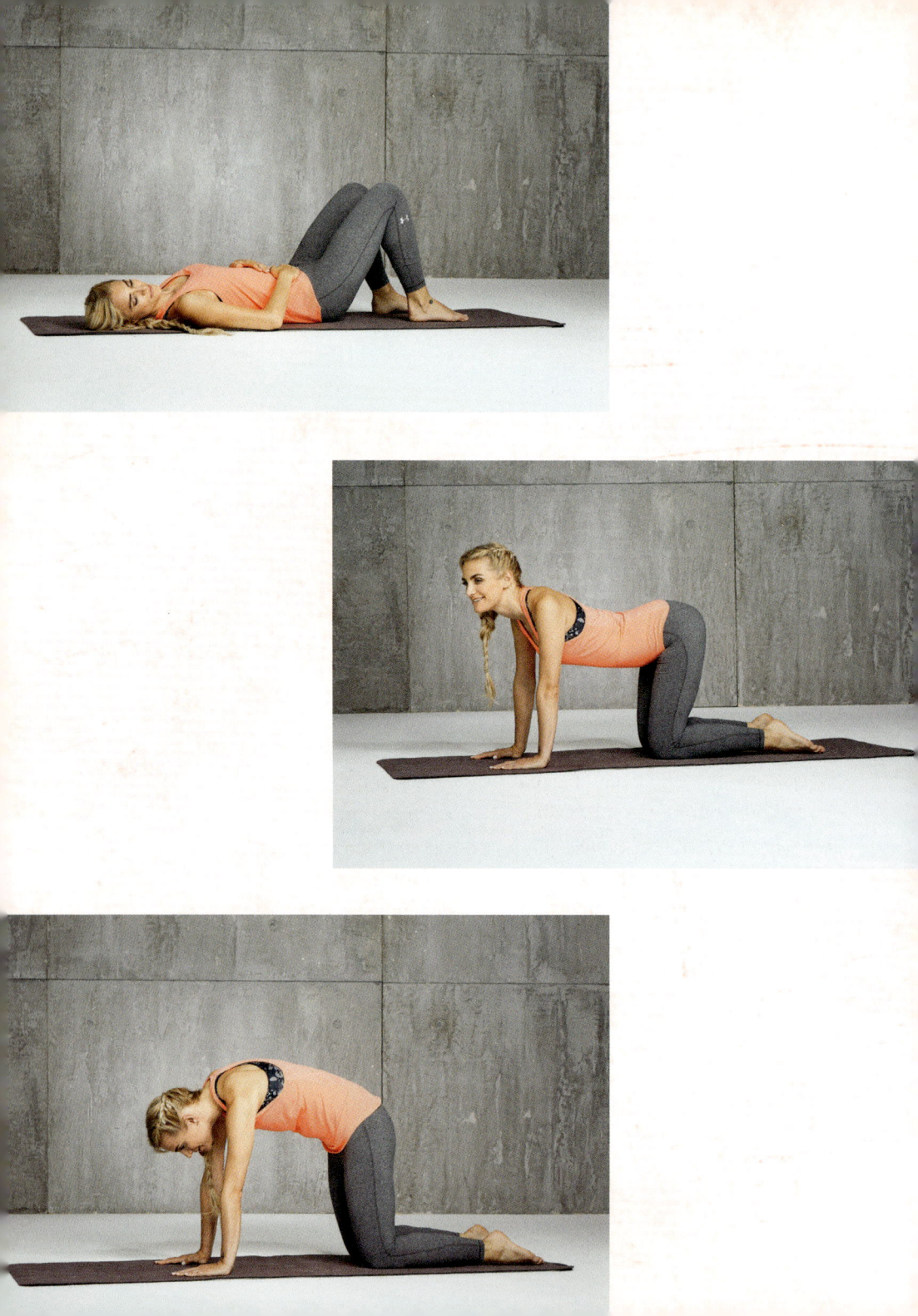

Unsichtbare Sit-ups
➜ Förderung des Wochenflusses. Unterstützung der Rückbildung der Gebärmutter. Wiederaufbau von Bauchmuskel- und Beckenbodenspannung

Leg dich auf den Rücken, stelle beide Beine hüftbreit auf, lege deine Hände so auf dem Bauch ab, dass du deine Bauchmuskulatur ertasten kannst, und lenke deine volle Konzentration auf diesen Muskelbereich. Stell dir vor, wie bei »normalen« Sit-ups den Oberkörper vom Boden abzuheben und wieder zu senken. (Hierbei handelt es sich jedoch nur um eine Vorstellung! Von außen ist keine Bewegung sichtbar.) Spanne deine Bauchmuskeln 1–2 Sekunden an, ohne dich sichtbar zu bewegen. 6–8 Wiederholungen, kurze Pause und die Übung erneut durchführen.

Übung 6:
Beckenkippen im Vierfüßlerstand
➜ Entlastung und Kräftigung des Beckenbodens

Nimm den Vierfüßlerstand ein, das bedeutet, deine Handgelenke sind unter deinen Schultern und die Knie etwa im 90-Grad-Winkel unter deiner Hüfte aufgestellt, sodass du in dieser Position so angenehm wie möglich verharren kannst.
Für einen Rundrücken legen wir das Kinn auf die Brust, ziehen den Bauchnabel nach innen zur Wirbelsäule und schieben das Becken nach vorn. In einer fließenden Bewegung wechseln wir in den Hohlrücken, indem wir den Kopf anheben, leicht in den Nacken legen, nach vorne schauen und gleichzeitig den Brustkorb zum Boden drücken. Jede Position für mehrere Sekunden halten und insgesamt 6 Mal wiederholen.

Übung 7:
Unsichtbare Crunches
➡ Unterstützung der Rückbildung der Gebärmutter. Wiederaufbau von Bauchmuskel- und Beckenbodenspannung

Leg dich auf den Rücken und stell beide Beine hüftbreit auf. Lege deine Hände so auf dem Bauch ab, dass du deine Bauchmuskulatur ertasten kannst, und lenke deine volle Konzentration auf diesen Muskelbereich. Stell dir vor, wie bei kurzen Crunches den Oberkörper knapp und zügig vom Boden abzuheben und wieder zu senken. (Hierbei handelt es sich jedoch nur um eine Vorstellung! Von außen ist keine Bewegung sichtbar.) Spanne deine Bauchmuskeln für 1 Sekunde an, ohne dich sichtbar zu bewegen, und lockere sie wieder. 10 Mal anspannen und wieder lockerlassen, kurze Pause. Dann die Übung erneut 2 Mal durchführen.

Übung 8:
Stärkung in Seitenlage
➡ Aktivierung der Beckenboden- und Bauchmuskulatur/ Anregung des Wochenflusses

Leg dich auf die rechte Seite, deine Beine sind leicht angewinkelt, der rechte Arm liegt unter deinem Kopf, den linken stemmst du auf Bauchhöhe auf dem Boden auf.
Erhöhe langsam den Druck auf deine linke Hand, stemme sie immer druckvoller in die Unterlage und ziehe beim Ausatmen deine Fußspitzen zum Bauchnabel hin an. 6–8 Wiederholungen und dann die Seite wechseln.

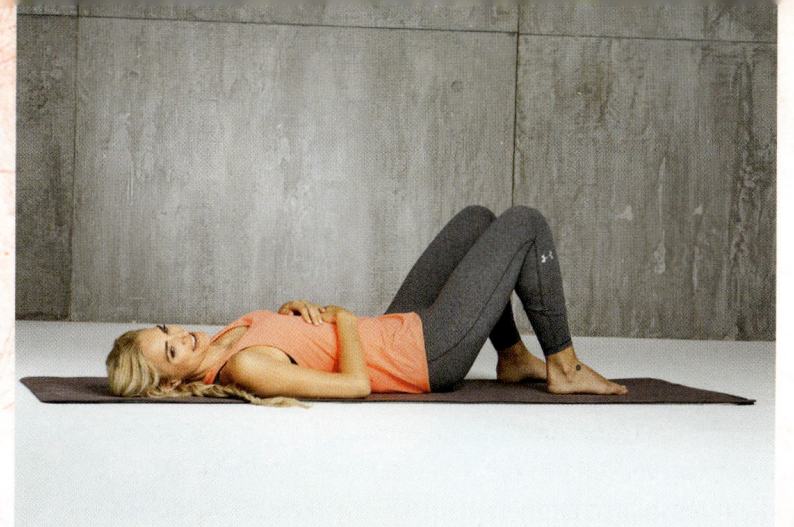

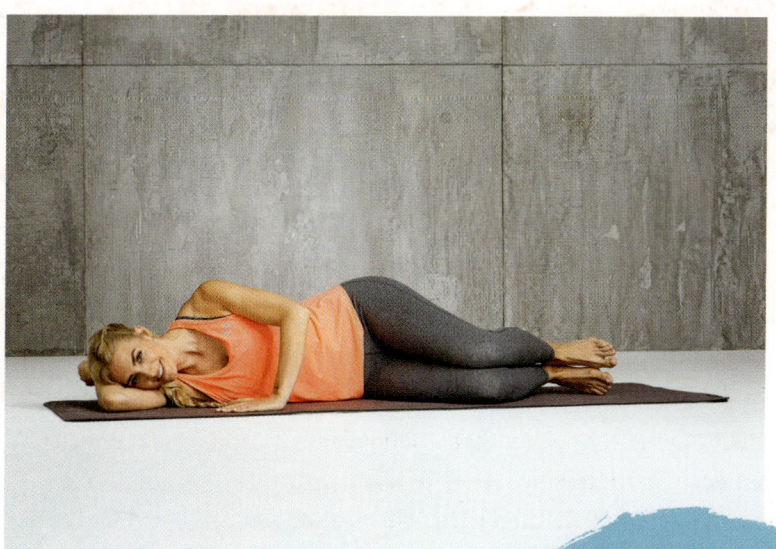

Alle Übungen am besten jeden Tag einmal ausführen!

Übungen für die Rückbildung

Übung 1:
Strömen lassen

Leg dich mit dem Rücken auf den
Boden, strecke Arme und Beine
wie ein Käfer hoch in die Luft und
schüttle sie, bis du das Gefühl hast,
dass überflüssiges Wasser aus
deinen Gliedmaßen zur Körper-
mitte gespült wurde.
6–8 Wiederholungen.

Übung 2:
Luft-Schieber

Nimm die Rückenlage ein, lege
deine Arme locker seitlich neben
dem Körper ab, und stell deine
Füße hüftbreit auf den Boden auf.
Hebe nun beide Beine nach oben
in den rechten Winkel und zieh
die Fußspitzen an. Beim Ausatmen
schiebst du deine Beine nach vorn,
und beim Einatmen ziehst du
sie wieder zurück. 6–8 Wiederholungen.

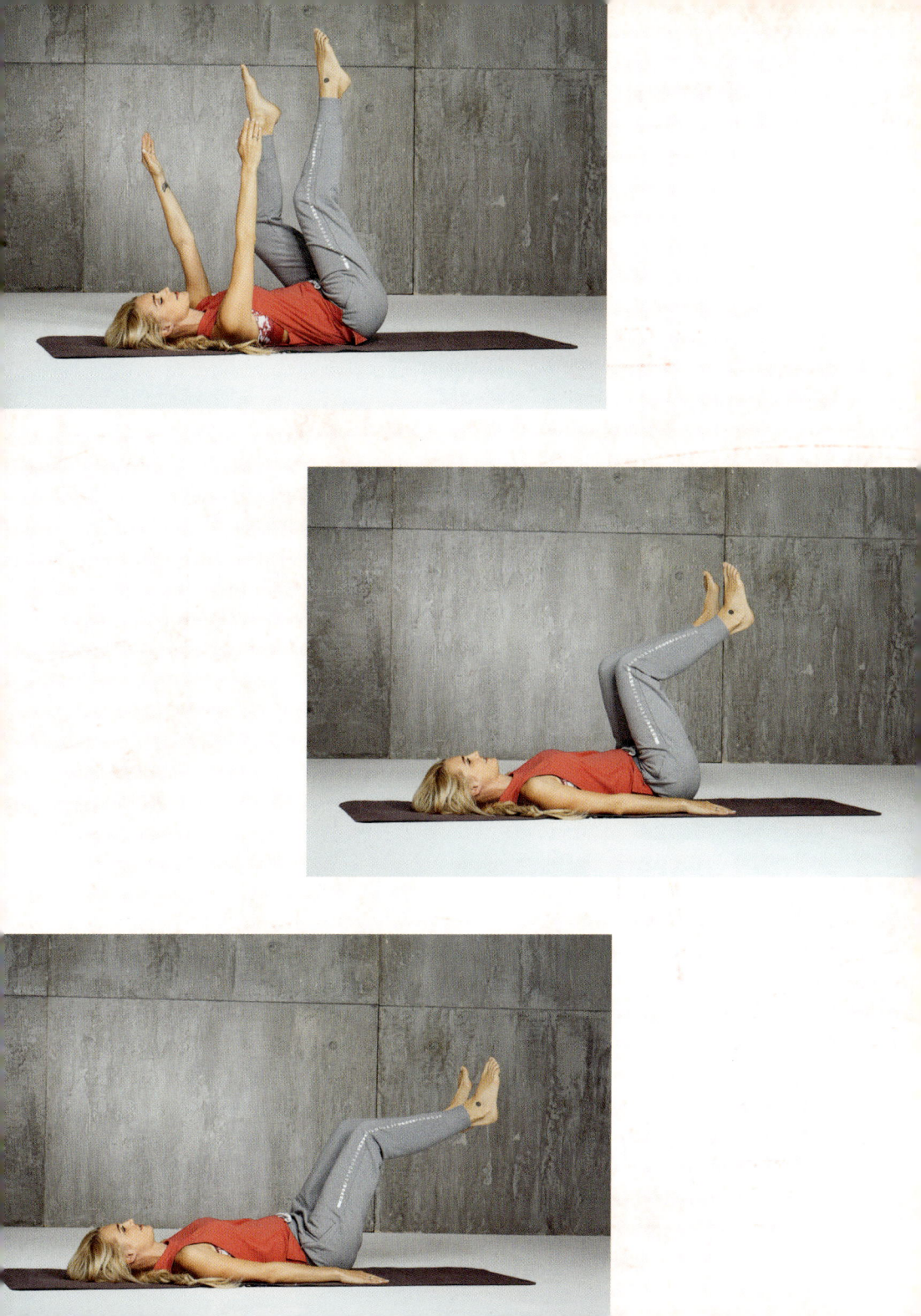

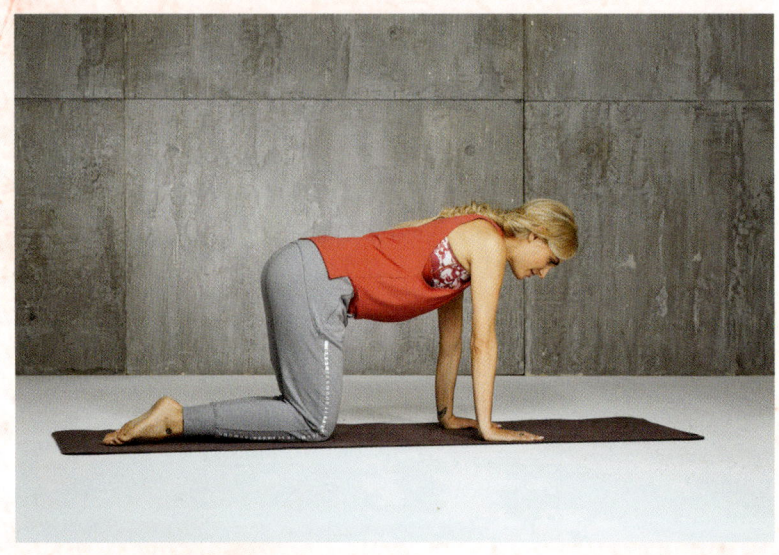

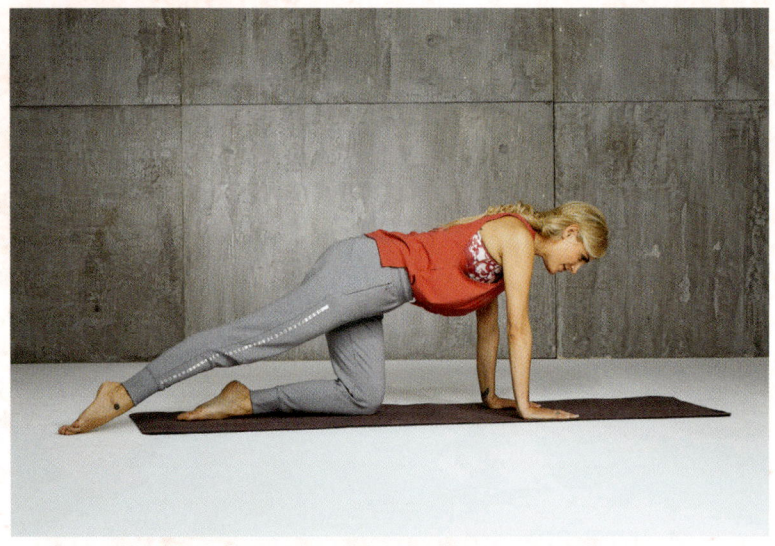

Übung 3:
Fuß-Wischer

Nimm den Vierfüßlerstand ein, die Handgelenke stellst du unter den Schultern und die Knie im 90-Grad-Winkel unter deinen Hüften auf. Halte den Rücken gerade, sodass der Körper eine parallele Linie zum Boden bildet. Beim Ausatmen ziehst du deinen Bauchnabel zur Wirbelsäule und streckst das rechte Bein nach hinten aus, wobei du mit dem Fußrücken über den Boden wischst und stets Kontakt zum Boden hältst. Beim Einatmen ziehst du den Fuß wieder über den Boden zurück in die Ausgangspostion. Wiederhole dies 8 Mal und wechsle dann die Beinseite.

Übung 4:
Körper anspannen

Nimm die Bauchlage ein, deine
Beine sind hüftbreit geöffnet, und
deine Fußrücken berühren den
Boden. Beim Ausatmen ziehst du
deinen Bauchnabel vom Boden zur
Wirbelsäule und hebst gleichzeitig
deinen Kopf in Verlängerung der
Wirbelsäule an, der Blick geht zum
Boden. Deine Arme lösen sich
ebenfalls vom Boden nach oben
hin ab. 6–8 Wiederholungen.

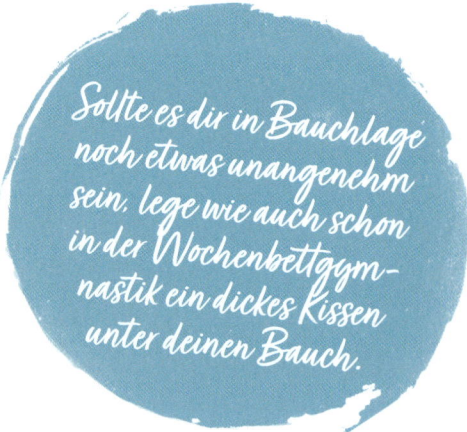

Sollte es dir in Bauchlage noch etwas unangenehm sein, lege wie auch schon in der Wochenbettgymnastik ein dickes Kissen unter deinen Bauch.

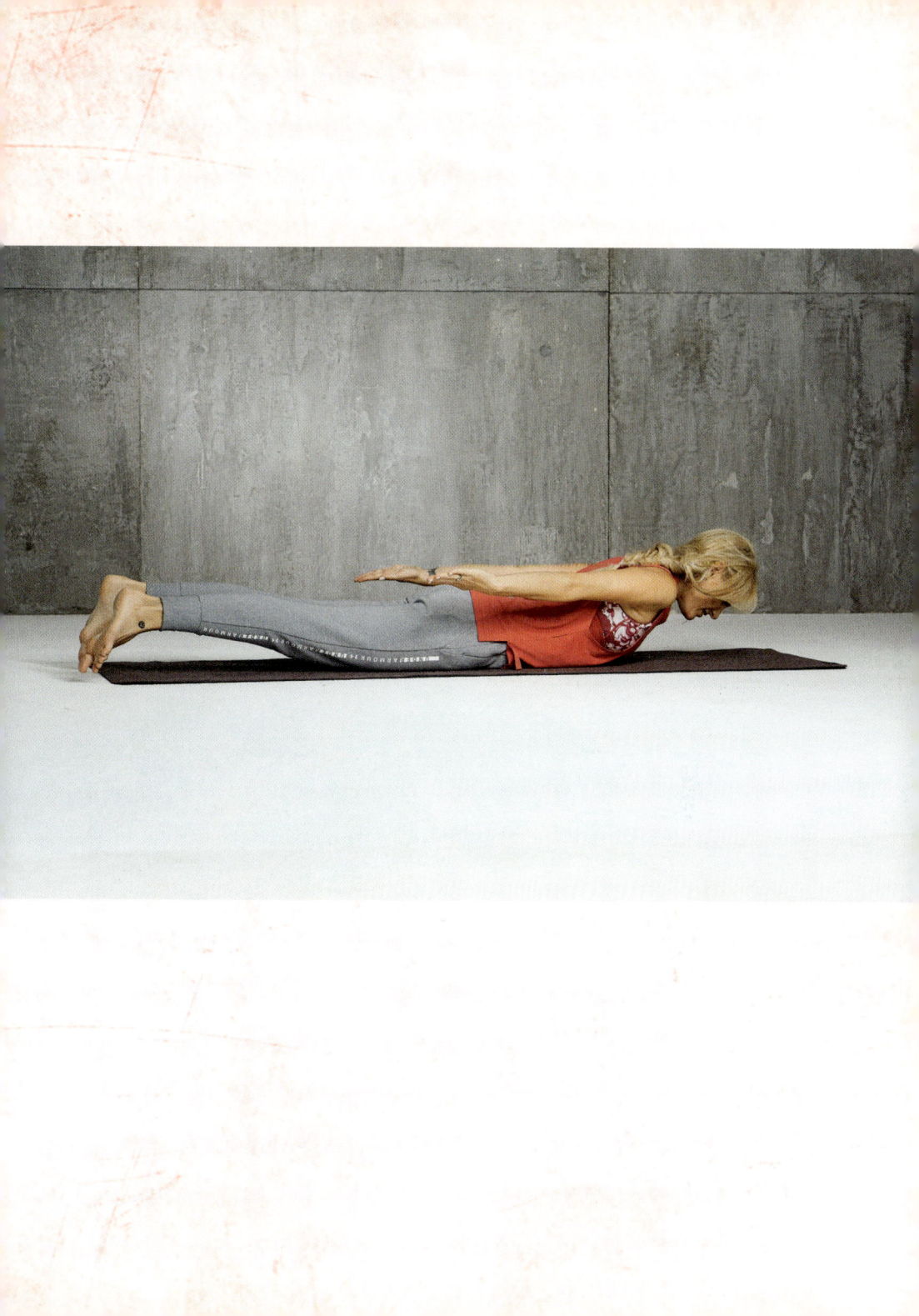

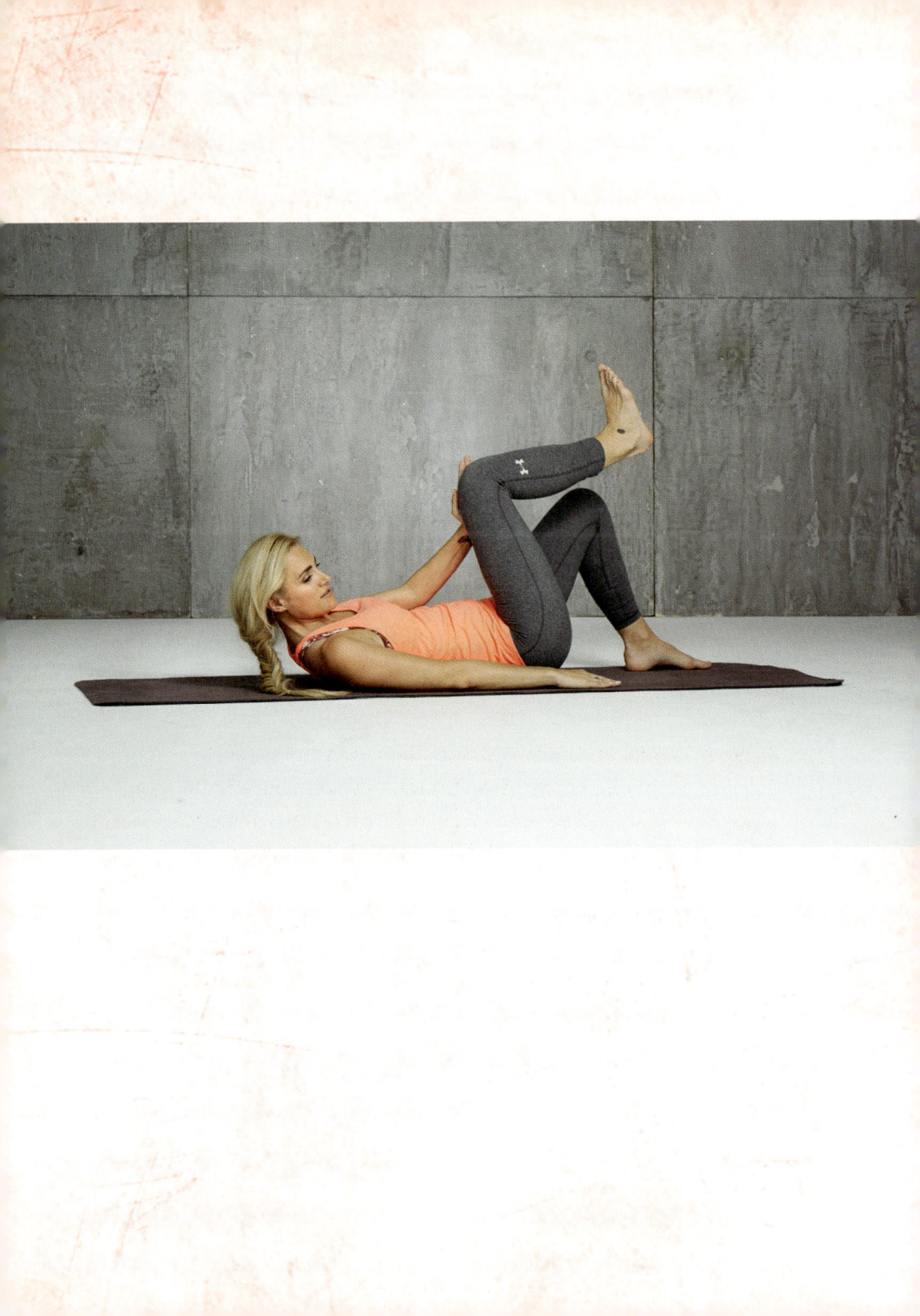

Nimm die Rückenlage ein, stelle deine Füße hüftbreit auf, hebe das rechte Bein im rechten Winkel vom Boden ab und drücke nun mit der linken Handfläche gegen dein rechtes Knie. Atme ruhig und langsam weiter, zähle langsam bis 10 und wechsle die Seite. Je Seite 6–8 Wiederholungen.

Dr. med. Nina Sander sagt:

Wird mein Körper je wieder der Alte?

Neun Monate kommt der Bauch – neun Monate geht er wieder.

Stimmt. Ja, dein Körper kann wieder in seine ursprüngliche Ausgangsform zurückkehren, benötigt aber bei der einen Frau mehr, bei der anderen weniger Zeit, sich auch hormonell wieder einzupendeln. Die Vorstellung trügt, dass der Körper neun Monate wie ein Gummiband gedehnt wird und mit der Entbindung sofort wieder in seine Ursprungsform zurückschnipst. Auch die fittesten, durchtrainiertesten Frauen können nach einer Geburt zum Beispiel mit überschüssiger Haut am Bauch zu kämpfen haben, und dennoch empfehle ich, mit dem Bauchmuskeltraining, explizit für die gerade Muskulatur, erst frühestens sechs Monate nach der Entbindung zu beginnen.

Übung 6:
Baby-Lift/breite Kniebeuge

Nimm den aufrechten Strand ein,
beide Füße sind weiter als schulterbreit geöffnet, und deine Fußspitzen
zeigen dabei nach außen. Senke
nun dein Gesäß so weit zum Boden
hin ab, bis deine Knie einen
90-Grad-Winkel erreicht haben.
Jede Beinseite 8–12 Wiederholungen.

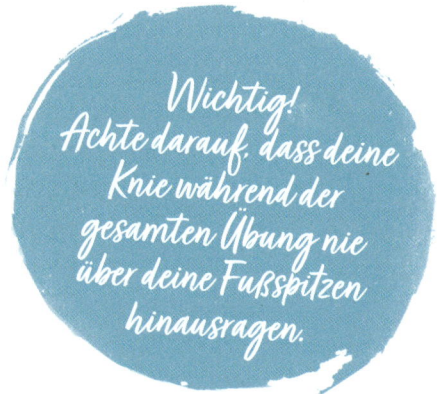

*Wichtig!
Achte darauf, dass deine
Knie während der
gesamten Übung nie
über deine Fußspitzen
hinausragen.*

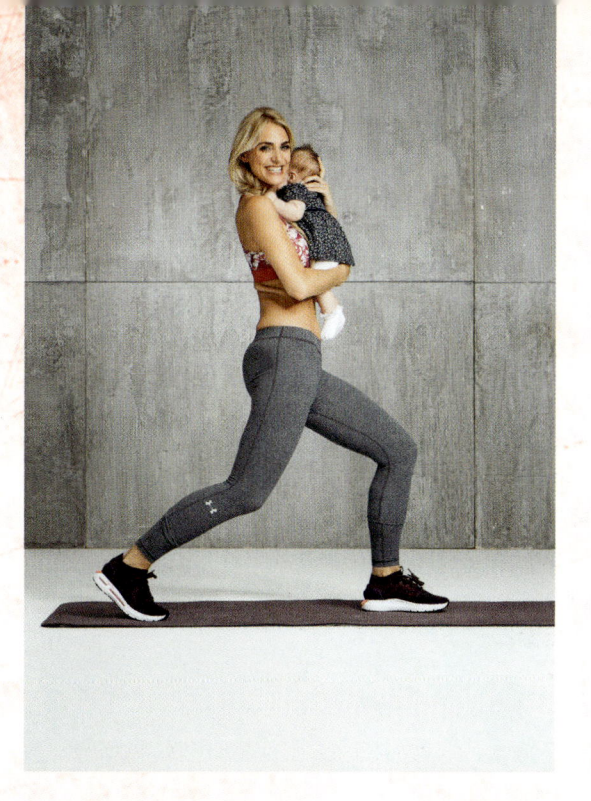

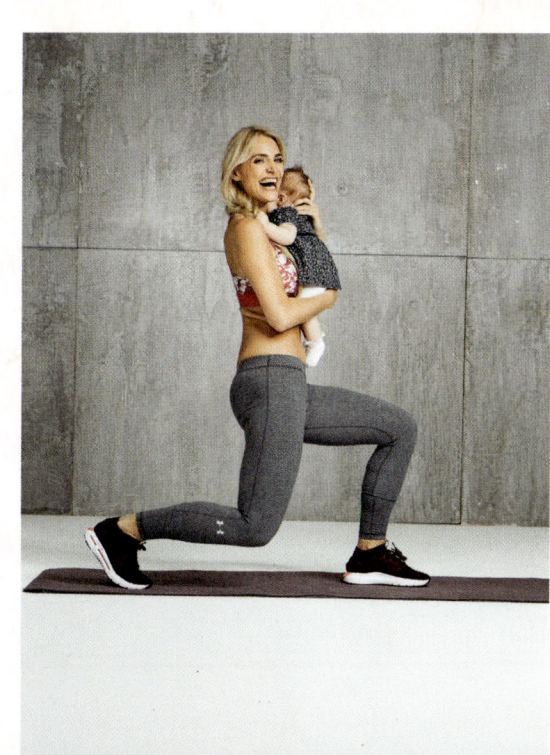

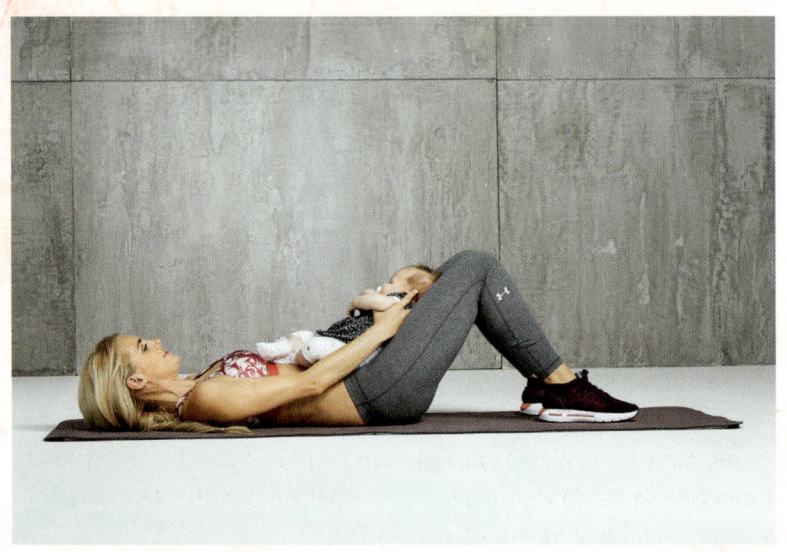

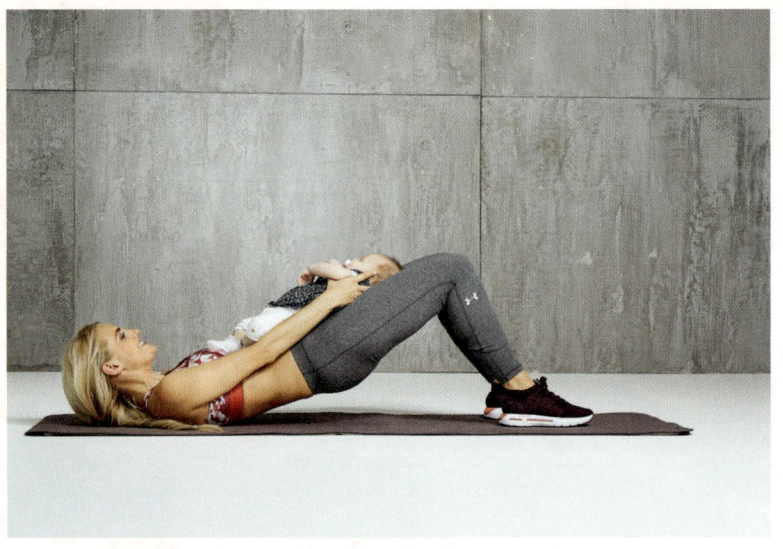

Übung 7:
Baby-Brücke

Leg dich auf den Rücken, deine Beine sind hüftbreit aufgestellt. Platziere dein Baby auf deinem Bauch und halte es während der gesamten Übung gut fest. Spanne, während du einatmest, deinen Po an und hebe ihn samt Baby vom Boden ab. Beim Ausatmen senkst du ihn langsam wieder ab. 2–3 Wiederholungen, kurze Pause und die Übung erneut 2 Mal durchführen.

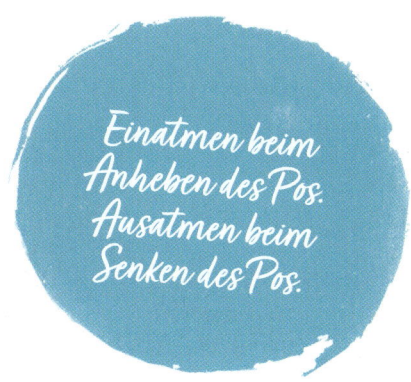

Einatmen beim
Anheben des Pos.
Ausatmen beim
Senken des Pos.

Geh auf die Knie, lege dein Baby
vor dir ab und stell deine Hände
links und rechts neben dem Säug-
ling bzw. unter deinen Schultern
auf. Senke beim Einatmen deinen
Oberkörper ab, indem du deine
Ellbogen beugst. Gib deinem Baby
ein kleines Küsschen und drücke
dich anschließend, während du
ausatmest, wieder kraftvoll nach
oben. 2–3 Wiederholungen, kurze
Pause und die Übung erneut durchführen.

*Achte darauf, dass
deine Ellbogen nach
hinten zeigen.*

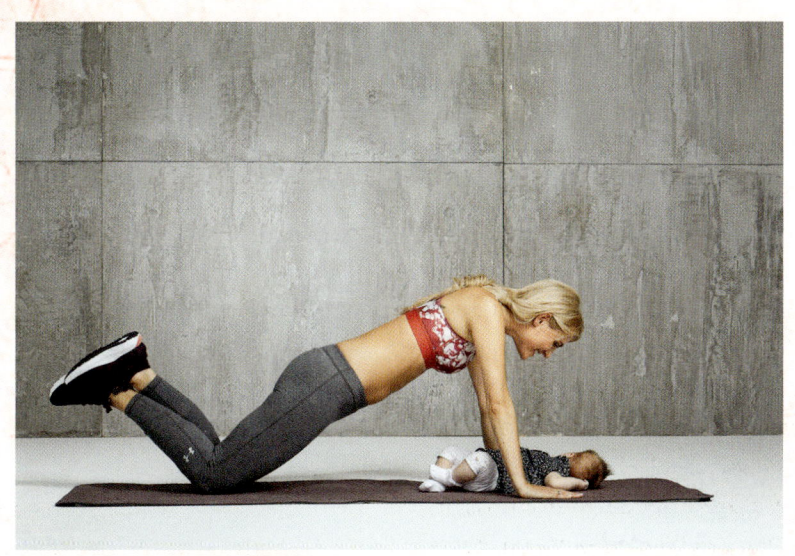

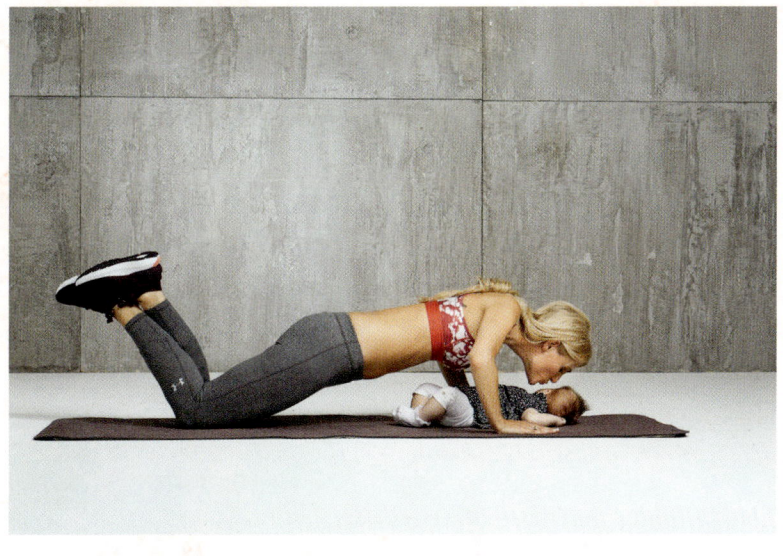

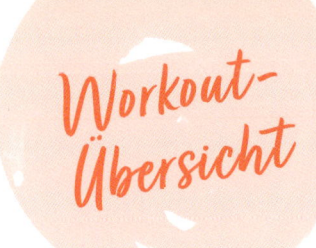

Workout-
Übersicht

WOCHENBETTGYMNASTIK UND RÜCKBILDUNG
WOCHE 28 BIS ZUM BABYGLÜCK

Workout: Wochenbettgymnastik

Übung	Wiederholungen
Kreislauf – Venen-Lymph-Booster	3 Mal 10 Wiederholungen
Bauchatmung	6–8 Wiederholungen
»Grashalme pflücken« im Liegen	2 Mal 6–8 Wiederholungen
Kissen-Bauchlage	In den ersten zwei Wochen nach der Geburt 30 Minuten täglich
Unsichtbare Sit-ups	2 Mal 6–8 Wiederholungen
Beckenkippen im Vierfüßlerstand	6 Wiederholungen
Unsichtbare Crunches	3 Mal 10 Wiederholungen
Stärkung in Seitenlage	6–8 Wiederholungen pro Seite

Workout: Rückbildung

Übung	Wiederholungen
Strömen lassen	6–8 Wiederholungen
Luft-Schieber	6–8 Wiederholungen
Fuß-Wischer	8 Wiederholungen pro Bein
Körper anspannen	6–8 Wiederholungen
Bauch stärken	6–8 Wiederholungen pro Seite
Baby-Lift/breite Kniebeuge	8–12 Wiederholungen pro Bein
Baby-Brücke	3 Mal 2–3 Wiederholungen
Hallo Baby	2 Mal 2–3 Wiederholungen

Epilog

Ein Kind zu bekommen ist das Allerschönste auf der Welt. Schöner als Sport, schöner als alles! Trotzdem habe ich mir für die komplette Phase der Schwangerschaft und auch die Zeit danach vorgenommen, mich selbst nicht aufzugeben. Mein seelisches Gleichgewicht braucht körperliches Wohlbefinden und sportliche Herausforderung. Die daraus resultierende Ausgeglichenheit kommt schließlich nicht nur mir, sondern auch meiner Tochter zugute. Wahrscheinlich werde ich ihr irgendwann davon erzählen, oder sie nimmt es ganz selbstverständlich auf, weil sie gerade in dieser Anfangsphase ja ohnehin immer dabei ist. Ich betrachte mein Kind nicht als »Life-Changer«, wie es so oft heißt, sondern als Bereicherung, mit der ich wachse wie in der Schwangerschaft. Das Wir steht im Fokus, ohne dass das Ich aufgegeben wird. Und vielleicht stellen wir sogar irgendwann fest, dass auch dieses Wir noch erweiterbar ist. Für diesen Fall gilt: Zurück zum Start auf Seite eins. ☺

Über die Autorinnen

Anna Kraft gilt als schnellste Moderatorin im deutschen Fernsehen. Die ehemalige Sprinterin hat ihr Tempo auch in ihrer journalistischen Karriere beibehalten. Nach ihrem Studium an der Deutschen Sporthochschule in Köln wurde die Sportwissenschaftlerin Sportmoderatorin. Zunächst für SAT1, SKY und Sport1, später beim ZDF und Eurosport. Sie berichtet aus Fußballstadien und von sportlichen Großevents. Doch nur über Sport zu berichten, reicht ihr nicht. Ihn selbst zu betreiben, ist ihre große Leidenschaft, der sie auch in der Schwangerschaft nachgehen wollte.

Dr. med. Nina Sander ist Fachärztin für Gynäkologie und Geburtshilfe. Nach ihrer ersten Schwangerschaft entschied sie sich, beim Aufbau einer gynäkologisch-operativen Praxis in Düsseldorf mitzuarbeiten. Im dortigen Beckenbodenzentrum betreut sie nicht nur ältere Frauen, sondern motiviert auch junge Frauen, nach der Geburt ihren Beckenboden präventiv richtig zu trainieren. Denn nach drei Geburten weiß sie, wie eine gesunde Fitness sie bei der Organisation ihrer Großfamilie physisch und psychisch unterstützt.